COLLECTION homéo GUIDE

homéo
GUIDE

- 213 fiches pratiques • 112 médicaments appropriés aux maladies les plus courantes • Des conseils pratiques • Votre carnet de santé homéopatique •

DOCTEURS M. LEVRAT, C.A. PIGEOT, J.M. TÉTAU & P. SETIEY

HACHETTE - SIMILIA

LES AUTEURS

"Homéoguide" a été écrit par quatre médecins homéopathes, praticiens expérimentés et Chargés d'enseignement qui ont réuni leurs expériences et leurs compétences pour placer la médecine homéopathique à la portée de tous.
Cet ouvrage a reçu l'agrément de la Fédération Française des Sociétés d'Homéopathie et de Biothérapie.

Le Docteur **Marc Levrat** exerce l'homéopathie à Montrond les Bains. Secrétaire de la Société d'Homéopathie Rhône-Alpes et Chargé d'enseignement il explique : "Pratiquer l'homéopathie, c'est répondre enfin à l'attente de mes patients."

Le Docteur **Charles-André Pigeot**, lyonnais, petit fils d'homéopathe, est Président de la Société d'Homéopathie Rhône-Alpes et Secrétaire de la Confédération Internationale des Sociétés d'Homéopathie et de Biothérapie.
Pour lui, l'homéopathie, "c'est avant tout le respect et la compréhension de chaque patient."

Le Docteur **Philippe Setiey**, vice président de la Société d'Homéopathie Rhône-Alpes, praticien homéopathe à Roanne depuis quinze ans résume ainsi son choix : "J'ai trouvé dans la pratique homéopathique une médecine efficace dans la durée et sans les effets secondaires si nocifs de certains médicaments allopathiques."

Le Docteur **Jean-Manuel Tétau**, fils et petit-fils d'homéopathe, pharmacien et médecin, ancien interne des Hôpitaux de Paris, est Directeur d'enseignement à la Société Médicale d'Homéopathie et de Biothérapie, et préside l'association homéopathique pour la recherche et l'expérimentation clinique en homéopathie.
Il affirme : "Je crois à l'homéopathie, comme je crois aux progrès de la science."

LE GUIDE HOMEOPATHIQUE DE VOTRE SANTE

"Homéoguide" est le premier ouvrage d'une collection de guides homéopathiques, lancée par les Editions Similia et les Editions Hachette. L'objectif de cette collection est de mieux faire connaître cette thérapeutique, de se familiariser avec sa pratique et de permettre d'ouvrir un dialogue plus enrichissant avec le médecin homéopathe.
Chaque titre de cette collection d'homéoguides apporte une réponse précise aux petits maux de tous les jours, sur des sujets aussi divers que le sport, le troisième âge, les bébés, la grossesse, les allergies…
"Homéoguide", l'ouvrage de référence, s'adresse à tous ceux qui, attentifs à leur santé, à la leur forme et à leur qualité de vie, ont décidé de se soigner d'une manière différente, plus conforme à leur mode de vie, à leur environnement et surtout plus respectueuse de leur individualité.

COMMENT UTILISER L'HOMEOGUIDE

213 FICHES MALADIES ET LEURS TRAITEMENTS HOMEOPATHIQUES
213 des maladies les plus courantes sont répertoriées.
Chaque fiche signalétique se présente de la façon suivante :
- la maladie est clairement définie,
- le traitement approprié est ensuite indiqué en fonction des symptômes décrits,
- les symptômes sont détaillés avec précision car l'homéopathie se soucie du patient et de son état général.

Il n'y a donc pas un médicament pour une maladie, mais des médicaments conseillés en fonction de la maladie et de la réaction personnelle du patient vis-à-vis de cette maladie.

DES AVERTISSEMENTS
Bien que l'automédication soit possible car les médicaments homéopathiques ne sont pas toxiques, "Homéoguide" rappelle, chaque fois que cela s'impose, la nécessité de la consultation médicale et les limites du champ d'action de l'homéopathie.

DES CONSEILS
Guide de santé, "Homéoguide", donne des conseils pratiques, d'hygiène ou de diététique, signale les précautions à prendre dans tel ou tel cas…

UN OUTIL DE DIALOGUE

Des marges ménagées sur chacune des pages permettent de prendre des notes. Vous pourrez ainsi relever vos propres symptômes, les réactions de votre enfant à la suite d'un traitement, l'effet d'un médicament... Aide-mémoire et outil de dialogue avec votre médecin, "Homéoguide" vous aide à prendre en charge votre santé.

VOTRE CARNET DE SANTE

A la fin du guide, des tableaux de bord sont destinés à faciliter le suivi de vos traitements. Vous reporterez les prescriptions médicales, les jours et heures de prise de médicaments.

UN CLASSEMENT PRATIQUE

Les maladies sont classées par ordre alphabétique.
Un index des maladies vous permet de vous reporter à la fiche signalétique correspondante.
Un index des médicaments regroupe leurs principales indications.

VOTRE PHARMACIE HOMEOPATHIQUE

Vous trouverez également la liste des médicaments homéopathiques qu'il est nécessaire d'avoir chez soi pour parer aux maux quotidiens.

L'HOMEOPATHIE, L'AUTRE MANIERE DE SE SOIGNER

QU'EST-CE QUE L'HOMEOPATHIE ?

L'homéopathie peut être qualifiée de "médecine de la vitalité" dans la mesure où l'on considère que l'organisme possède un potentiel de réactivité lui permettant de s'adapter à son environnement.
Lorsque cet organisme est sollicité de façon excessive (surmenage, stress, froid, épidémie), un déséquilibre s'introduit et compromet cette régulation spontanée. L'homéopathie intervient alors pour rétablir cet équilibre et redonner à l'organisme les moyens de se défendre. En ce sens, elle soigne en profondeur et durablement.
A l'opposé de cette méthode de traitement, l'allopathie agit en neutralisant l'action de l'agent agresseur mais ne garantit pas que l'organisme soit à même de résister à une nouvelle agression. Son efficacité est limitée dans la durée, d'où les éventuelles récidives. En revanche, elle se justifie si l'organisme est trop épuisé pour réagir.
Ainsi, ces deux approches de la médecine apparaissent elles complémentaires.

LES PRINCIPES DE L'HOMEOPATHIE

Les substances à partir desquelles sont fabriqués les médicaments homéopathiques sont d'origine minérale, végétale, animale ou chimique. Elles sont prescrites à doses infinitésimales, en fonction de la loi de Similitude.

LA LOI DE SIMILITUDE
Principe fondamental de l'homéopathie, découvert par le médecin Samuel Hahnemann au XVIII ème siècle, la loi de Similitude peut se résumer ainsi : à forte dose, les substances, qui provoquent des symptômes, guérissent de ces mêmes symptômes lorsqu'elles sont administrées à faible dose.
Par exemple, la plante IPECA ingérée à forte dose fait vomir; à faible dose, diluée et dynamisée selon la méthode de fabrication homéopathique, cette substance est l'un des médicaments des nausées et vomissements. La similitude entre l'action toxique et l'action thérapeutique est par ailleurs utilisée en allergologie.

L'INFINITESIMALITE
Second principe essentiel de l'homéopathie, l'Infinitésimalité consiste à réduire la quantité de substance médicamenteuse, par dilution successive. Ces doses infinitésimales sont non seulement dépourvues d'effets toxiques mais de plus elles se révèlent plus actives que les doses importantes.

LE CHAMP D'ACTION DE L'HOMEOPATHIE
La maladie peut être considérée comme un déséquilibre de l'organisme qui se trouve en état de trop grande faiblesse pour pouvoir lutter contre l'agent agresseur. Le médicament homéopathique fait réagir cet organisme, stimule ses défenses, l'aide à retrouver son équilibre.
Efficace dans la plupart des maladies courantes (par exemple d'origine virale, microbienne), l'homéopathie trouve également sa juste place, dans le cas d'atteintes organiques et même psychiques. Son efficacité est particulièrement reconnue dans les allergies, les rhinopharyngites à répétition, les troubles circulatoires, les maladies de la peau, les rhumatismes, les déséquilibres psychiques liés au stress. Le médicament Arnica illustre bien le triple niveau d'action de l'homéopathie. Ainsi Arnica en 5 CH favorise la résorption d'un hématome développé à la suite d'un choc (niveau organique); Arnica en 9 CH permet d'éviter courbatures et palpitations chez un sportif sollicitant de façon importante son organisme (niveau fonctionnel); Arnica en 15 ou 30 CH aide à se remettre d'un choc psychique comme un deuil ou une séparation.

L'HOMEOPATHIE MEDECINE D'AUJOURD'HUI

Thérapeutique connue depuis déjà deux cents ans, l'homéopathie est, paradoxalement, étonnamment moderne. Elle répond parfaitement aux attentes du public d'aujourd'hui, mieux informé, plus attentif à la qualité de son environnement.

UNE MÉDECINE DE DIALOGUE

Pour le médecin homéopathe, il ne s'agit pas de soigner des symptômes, **mais un individu**. Son premier souci est d'établir une relation "personnalisée" avec son patient, fondée sur l'écoute et la compréhension. Il est non seulement à la recherche des symptômes communs à tous dans le cas de telle ou telle maladie, mais aussi des signes particuliers, propres à l'individu. Toutes les indications données lui sont précieuses pour comprendre de quoi, mais aussi comment et pourquoi souffre le patient.

UNE MÉDECINE GLOBALE

Le médecin homéopathe établit son diagnostic mais celui-ci ne suffit pas à la prescription de médicaments homéopathiques. Il doit interroger le patient sur l'ensemble de ses réactions pathologiques et non pathologiques. Il prescrit sur la totalité des symptômes et non uniquement sur ceux de la maladie en cours.

UNE MÉDECINE MODERNE

Pour obtenir la meilleure efficacité dans le minimum de temps, le médecin peut avoir recours à l'outil informatique. Il existe des logiciels "d'aide à la décision" qui prennent en compte tous les paramètres mis en évidence lors de la consultation et proposent au médecin un choix de médicaments adaptés au cas étudié.
Il appartient ensuite au médecin d'affiner le choix. "Homéoguide" a d'ailleurs emprunté son nom à l'un de ces logiciels mis au point par le Docteur Bachelerie, par référence au sérieux de sa conception et à son efficacité.

UNE MÉDECINE DE TERRAIN

Le terrain est une notion très importante en homéopathie. C'est une prédisposition à réagir aux différentes agressions de l'environnement. Le terrain est défini par l'hérédité, la constitution physique, les caractéristiques psychiques,... tout ce qui fait que devant une même maladie, la réaction est individuelle. C'est en faisant la synthèse de tous ces éléments que le médecin homéopathe soigne et prescrit **un traitement de terrain**, afin d'assurer un meilleur fonctionnement de l'organisme et renforcer ses défenses pour mieux résister contre les agressions.

UNE MÉDECINE PRÉVENTIVE

La prévention des maladies est à l'ordre du jour. L'homéopathie s'en est toujours souciée. **Renforcer les défenses du corps**, favoriser l'équilibre de l'organisme, c'est éviter l'installation et le développement de la maladie. Ce n'est pas seulement une médecine ponctuelle. Elle vise le long terme, son action s'inscrit dans la durée, au-delà des symptômes passagers.

UNE MÉDECINE ATTENTIVE

La médecine homéopathique a l'avantage de soigner sans nuire, sans faire subir au patient les effets secondaires de soins agressifs.
Le médicament homéopathique, fabriqué à base de substances naturelles, contient d'infimes doses de principes actifs. Le seul risque est leur inefficacité en cas d'indications mal posées.

LE MEDECIN HOMEOPATHE ET LA CONSULTATION MEDICALE

Il n'y a pas d'homéopathe qui ne soit médecin. L'homéopathie nécessite un complément d'études médicales comme toutes les autres spécialités.
En tant que médecin, l'homéopathe choisit pour son patient la thérapeutique la mieux adaptée à son cas.
En tant que médecin homéopathe, il se soucie de toute la personnalité de son malade. Il pose de nombreuses questions qui parfois semblent éloignées de l'objet de la consultation. Il recherche les signes propres au patient. Il soigne une maladie mais aussi une personne. Il traque les indices qui lui permettront d'établir le traitement parfaitement adapté.
Pendant une consultation homéopathique il s'instaure un dialogue et une collaboration étroite entre le médecin et son malade. Il ne faut pas avoir de fausse honte à lui parler de symptômes même intimes. Chacun de ces symptômes est important.
Le médecin homéopathe, le plus apte à connaître le champ d'action de sa spécialité, prescrit tous les médicaments nécessaires, fait faire les analyses et radiographies qui s'imposent. Il complète, si besoin est, la prescription homéopathique par d'autres thérapeutiques... Il associe, quand c'est utile, allopathie et homéopathie.

LES CONSTITUTIONS

Chacun de nous possède un physique particulier où cependant certaines caractéristiques se retrouvent définissant ainsi des types physiques ou "constitutions".

Pour chacune des constitutions, il existe des constantes physiques et psychologiques mais aussi une sensibilité identique à certaines affections et des réactions communes à la maladie.

L'homéopathie reconnait trois grands types de constitution: carbonique, fluorique, phosphorique. Ces appellations correspondent aux symptômes des grands médicaments tels que Calcarea Carbonica, Calcarea Fluorica, Calcarea Phosphorica.

Le type carbonique

D'aspect trapu, à l'ossature solide, épaisse, aux articulations plutôt raides, la personne de type carbonique a les mains larges, les doigts courts.

Moralement c'est une personne assez placide, calme, de compagnie agréable, qui se soucie peu de sa santé.

Ses points faibles se situent au niveau des articulations et de l'appareil digestif.

Le type fluorique

La personne de type fluorique se reconnaît à ses doigts longs et quelque fois à une implantation dentaire bousculée. Elle possède des ligaments trop souples et des articulations fragiles qui la rendent sujette aux entorses. Sur le plan psychologique, c'est une personne intuitive parfois instable.

Le type phosphorique

Mince, élancée, d'apparence fragile, la personne de type phosphorique est généralement nerveuse, hypersensible, fatigable.

Ses points faibles se situent au niveau du système cardiovasculaire et du système nerveux.

Vous ne vous reconnaîtrez pas nécessairement parfaitement dans l'une ou l'autre de ces rapides descriptions mais pour le médecin cette typologie est une approche qui lui apporte un supplément d'informations et lui permet d'orienter la connaissance de votre terrain.

AVANT-PROPOS

LES MEDICAMENTS HOMEOPATHIQUES

• 1200 substances de base, définies par l'expérience médicale et la recherche expérimentale.

Les substances utilisées, d'origine végétale, animale, minérale ou chimique, servent à établir des souches qui seront ensuite diluées.
Les souches des matières végétales et animales sont le plus souvent obtenues par macération, c'est ce qu'on appelle les **Teintures Mères**.
Les souches des matières minérales, chimiques et organiques sont constituées par la substance elle-même, réduite en poudre par trituration.

LA FABRICATION

• La dilution :
Elle est réalisée à partir de la Teinture Mère. La première dilution est obtenue avec un millilitre de teinture mère et 99 millilitres d'alcool. Pour la seconde dilution, un millilitre du produit de la première dilution est mélangé à 99 millilitres d'alcool. Après chaque dilution le produit est dynamisé, c'est-à-dire fortement agité.

• La trituration :
Les souches d'origine minérale, non solubles, sont réduites en poudre (triturées) et enrobées de lactose.

LA PRÉSENTATION

Les médicaments se présentent sous des formes variées :
Granules, doses globules, gouttes, comprimés, ovules, ampoules buvables, doses suppositoires, pommade. Les granules présentées dans de petits tubes sont les plus connus.
Ces supports imprégnés des différentes dilutions constituent alors les médicaments homéopathiques.
Les médicaments homéopathiques portent le nom latin du produit de base suivi d'une mention qui indique la hauteur de dilution 4 CH, 7 CH, 15 CH... Le chiffre correspond au nombre de dilutions du principe actif. CH signifie "centésimale hahnemannienne". 5 CH indique donc que 1 millilitre du produit actif a été dilué 5 fois au centième selon la technique mise au point par Hahnemann, fondateur de l'homéopathie.

Une autre technique de dynamisation est autorisée dans certains pays, en particulier en Suisse, en Belgique ou en Italie: la méthode Korsakovienne.
Cette méthode fait également appel aux principes de basses (par exemple 200 K) ou hautes dilutions (par exemple 1000 K).

LA POSOLOGIE

Elle vous est indiquée par votre médecin qui précise outre la hauteur de la dilution et le nombre de granules, les horaires et les jours des prises médicamenteuses. Ces indications ne sont pas indifférentes.

LA PRISE DES MÉDICAMENTS

Les granules et globules doivent être gardées quelques secondes sous la langue. Il est important qu'ils fondent et qu'ils ne soient pas avalés car le principe actif passe directement dans la circulation sanguine par une petite artère sublinguale. Pour un nourrisson... il vaut mieux les écraser et les donner dans un peu d'eau minérale à la cuillère ou au biberon.

Dans le cas d'ampoules buvables, le liquide doit également être gardé sous la langue avant d'être avalé. C'est ce que signifie l'expression perlinguale.

Pour une meilleure efficacité du traitement, il est conseillé de prendre vos médicaments en dehors des repas, un quart d'heure avant ou une heure et demie après. Il est préférable de réduire votre consommation de thé ou de café, et traditionnellement de ne pas prendre de menthe ou de produit à base de camphre au moment de la prise du médicament.

AVANT-PROPOS

L'HOMEOPATHIE EN QUESTIONS

L'homéopathie est-elle remboursée par la Sécurité Sociale ?
L'homéopathie, médecine à part entière, reconnue comme telle par les pouvoirs publics français, bénéficie du même traitement que toutes les pratiques médicales officielles : les consultations des médecins spécialistes en homéopathie sont prises en charge par la Sécurité Sociale et les mutuelles; la plupart des médicaments sont remboursés.

Peut-on continuer un traitement homéopathique pendant une grossesse ?
Les médicaments homéopathiques ne sont pas toxiques. Il est donc tout à fait possible de continuer un traitement, et de plus l'homéopathie vous aide à surmonter les maux courants rencontrés pendant cette période. Le guide consacre une fiche à ce sujet.

En cas d'absorption accidentelle de granules par un enfant que faut-il faire ?
Les granules, du fait de leur faible dilution n'ont pas d'effet nocif. Il faut cependant, comme pour tous les médicaments respecter les règles de prudence et les ranger hors de portée d'un enfant.

Doit-on interrompre un traitement homéopathique lorsqu'on suit par ailleurs un traitement allopathique ?
Il n'y a aucune incompatibilité à associer ces deux thérapeutiques.

La prise de pilule contraceptive est-elle incompatible avec le choix homéopathique ?
Médecine qui privilégie les substances naturelles, l'homéopathie préfère les moyens contraceptifs mécaniques (préservatifs, stérilet, diaphragme...) aux moyens chimiques. Cette réserve étant faite, il n'y a aucun inconvénient à se soigner par l'homéopathie lorsqu'on prend la pilule.

L'homéopathie est-elle apte à soigner les cas aigüs ?
Oui. Par exemple, si vous venez d'être piqué par une guêpe, la prise d'Apis en 5 CH vous soulage de vos brûlures dans le quart d'heure et facilite la résorption de votre œdème.

La médecine homéopathique agit-elle lentement ?
Dans le cas de maladies chroniques, le traitement agissant en profondeur peut paraître plus lent mais il rééquilibre l'organisme et son action est plus efficace.

ABCES

Voir : FURONCLE, PANARIS.

L'abcès est un amas de pus, formant une poche au sein d'un tissu ou d'un organe. Il peut être diversement localisé.

Traitement

Deux sortes de traitements sont utilisés pour lutter d'une façon générale contre les abcès.

Contre la douleur :
- *Si la peau extrèmement sensible présente des rougeurs locales,* si vous ressentez une impression de battement :
BELLADONNA 5 CH - 3 granules, 3 fois par jour.
- *Si en plus des rougeurs, il se produit un gonflement,* si vous ressentez des douleurs piquantes, aggravées par des applications chaudes mais améliorées par des applications froides :
APIS MELLIFICA 5 CH - 3 granules, 2 fois par jour.
- *Si vos douleurs sont brûlantes* surtout la nuit, mais adoucies paradoxalement par des applications très chaudes :
ARSENICUM ALBUM 5 CH - 3 granules, 2 fois par jour.

Pour favoriser l'évacuation du pus :
- *L'écoulement du pus sera favorisé par :*
PYROGENIUM 5 CH - 3 granules, 2 fois par jour en alternance avec HEPAR SULFUR - 3 granules, 2 fois par jour.
- *Pour nettoyer et cicatriser après l'ouverture de l'abcès :*
SILICEA 5 CH - 3 granules, 2 fois par jour.
- *Si l'abcès n'est pas ouvert,* appliquez localement CALENDULA T M en pommade.

La localisation particulière des abcès permet d'adapter ou d'affiner le traitement :

Abcès de la cloison nasale

En attendant la consultation, prenez tout de suite :
PYROGENIUM 5 CH - 2 granules
Une heure après :
PHOSPHORUS 5 CH - 3 granules, à prendre 1 seule fois
et ARNICA 5 CH - 3 granules
Une heure après :
HEPAR SULFUR 5 CH - 3 granules

AVERTISSEMENT

Nos conseils se limitent aux abcès qui ne présentent pas de complications. Les médicaments sont indiqués en fonction de leurs localisations les plus fréquentes.

AVERTISSEMENT

Consultez un médecin si un hématome apparu à la suite d'un choc s'infecte et dégénère en abcès.

NOTES

AVERTISSEMENT

La première urgence est de consulter votre dentiste. De nombreux dentistes ont une formation homéopathique.

AVERTISSEMENT

Si votre médecin traitant prévoit de déclencher l'accouchement ou si vous devez accoucher sous anesthésie péridurale, ne prenez aucun aliment dans les six heures qui précèdent l'intervention.
N'hésitez pas à consulter votre médecin homéopathe, si les suites de votre accouchement sont un peu difficiles.

NOTRE CONSEIL

N'oubliez pas de prendre avec vos affaires personnelles, vos tubes de préparation homéopathique, nécessaires pendant l'accouchement et après la naissance.

Abcès dentaires

- Après l'intervention de votre dentiste, l'évacuation du pus sera facilitée par les médicaments suivants pris en alternance, à 2 heures d'intervalle :
PHOSPHORUS 5 CH - 3 granules,
PYROGENIUM 5 CH - 3 granules.

ACCOUCHEMENT

L'accouchement est un acte naturel qui, dans la grande majorité des cas, se déroule sans interventions médicales importantes.
Pour favoriser l'efficacité du travail et accélérer la délivrance, 5 médicaments sont recommandés dès le début du 9ème mois de la grossesse et utilisés pendant l'accouchement.

Au cours du neuvième mois de la grossesse et pendant l'accouchement :

CAULOPHYLLUM 5 CH,
ACTAEA RACEMOSA 5 CH,
ARNICA 5 CH,
GELSEMIUM 5 CH,
PULSATILLA 5 CH,
en mélange dans un tube de granules à raison de 3 granules matin et soir pendant le 9ème mois de la grossesse, puis tous les 1/4 d'heure dès le début des contractions.

Après l'accouchement :

Il est important que vous vous remettiez rapidement, certains médicaments vous y aideront.
Pour lutter contre la fatigue :
- *Si vous souffrez de courbatures généralisées :*
ARNICA 5 CH - 3 granules, matin et soir.
- *Si votre fatigue est consécutive à d'importantes pertes de sang :*
CHINA 5 CH - 3 granules, matin et soir.
- *Si des douleurs diffuses persistent au niveau de l'utérus :*
BELLIS PERENNIS 5 CH - 3 granules, matin et soir.
- *Si vous vous sentez découragée,* si vous éprouvez un sentiment de dévalorisation et d'inutilité :
SEPIA 15 CH - 3 granules, matin et soir.
Pour lutter contre les contractions douloureuses :
- *Si vous êtes anxieuse :*
ACTAEA RACEMOSA 5 CH - 3 granules, matin et soir.
- Si vos douleurs apparaissant et disparaissant brutalement, sont atténuées lorsque vous vous pliez en deux :
CUPRUM 5 CH - 3 granules, matin et soir.

• *Si vos douleurs naissent au niveau du dos* et irradient au ventre et aux cuisses :
VIBURNUM OPULUS 5 CH - 3 granules, matin et soir.
• *Si ces contractions sont courtes* mais très douloureuses et difficiles à localiser, si elles s'accompagnent entre autres d'écoulement de sang prolongé :
ARNICA 5 CH
et CAULOPHYLLUM 5 CH - 3 granules, matin et soir.
• *Si vos contractions s'accompagnent d'une sensation de poids dans le ventre avec une impression d'expulsion :*
SECALE CORNUTUM 5 CH - 3 granules, matin et soir, aura une action relaxante sur l'utérus.
Pour favoriser le retour de l'utérus à sa taille normale :
• *Si votre utérus vous paraît gros et dur :*
AURUM MURIATICUM 5 CH - 3 granules, matin et soir.
NATRO NATUM 5 CH - 3 granules, matin et soir.
• *Si ces signes s'accompagnent de douleurs :*
LILIUM TIGRINUM 5 CH - 3 granules, matin et soir.
• *Pour éviter la descente de l'utérus* et la sensation de pesanteur au niveau du bassin :
SEPIA 5 CH - 3 granules, matin et soir.
• *Si la tendance à la descente de l'utérus s'accompagne de fatigue :*
HELIONAS 4 CH - 3 granules, matin et soir.
Pour retrouver votre ligne plus facilement :
Prenez 20 jours après la naissance, 1 dose de NATRUM SULFURICUM 9 CH, puis 15 jours après 1 dose de THUYA 7 CH.

ACETONE (Crise d')

L'acétonémie est un symptôme fréquent chez le petit enfant. Elle se manifeste par des vomissements répétés, caractérisés par l'odeur de pomme ou de dissolvant pour vernis à ongles et la présence d'acétone dans les urines que le médecin détectera à l'aide de bandelettes réactives trempées dans l'urine.

Traitement
Chez l'enfant, à la période aiguë, les vomissements provoqués par l'acétonémie appellent systématiquement :
SENNA 4 CH - 3 granules, toutes les 2 heures en alternance avec BELLADONNA 4 CH.
et ACETONE 5 CH - 3 granules, par 24 heures.
En complément de ce traitement systématique, en fonction de certains symptômes, il est recommandé de donner :
• *Si l'enfant vomit dès qu'il mange et qu'il boit :*

NOTES

CALCAREA MURIATICUM 5 CH - 3 granules, par 24 heures.
• *Si les vomissements ne le soulagent pas* et le laissent épuisé, mais si sa langue est propre :
IPECA 5 CH - 3 granules, par 24 heures.
• *Si au contraire les vomissements le soulagent,* et que sa langue présente un enduit jaunâtre dans sa partie postérieure :
NUX VOMICA 5 CH - 3 granules, par 24 heures.
• *Si l'enfant ressent des crampes abdominales,* vomit et souffre de diarrhée :
CUPRUM ARSENICOSUM 5 CH - 3 granules, par 24 heures.

Lorsque la crise aiguë est passée, pour consolider la guérison :
• *Chez un enfant maigre, grognon, vite rassasié :*
LYCOPODIUM 9 CH - 3 granules, par 24 heures (ne pas utiliser si l'enfant est sujet aux otites).
• *Chez un enfant maigre bien que doté d'un bon appétit et àssoiffé :*
NATRUM MURIATICUM 9 CH - 3 granules, par 24 heures.
• *Chez un enfant dont les vomissements acétoniques sont déclenchés par une émotion ou une contrariété :*
IGNATIA 9 CH - 3 granules, par 24 heures.

ACIDE URIQUE

Voir : GOUTTE (Crise de)

ACNE JUVENILE

Les boutons d'acné concernent plus particulièrement les adolescents. Ces derniers en supportent souvent très mal les conséquences inesthétiques . Il convient donc d'y être très attentif.

Traitement
En fonction des caractéristiques de l'acné, suivant les troubles ressentis et l'aspect général de l'adolescent, un traitement d'ordre général sera prescrit par le médecin
Dans tous les cas vous pouvez prendre :
HOMEODOSE 24 - 20 gouttes, 2 à 3 fois par jour
Et en traitement d'appoint :
• *En cas de peau grasse chez un adolescent* qui ne supporte pas la chaleur :
SELENIUM 5 CH - 3 granules par jour.
• *Si l'acné est aggravée par la chaleur,* améliorée au bord de la mer :
BROMIUM 5 CH 3 granules par jour.

NOTRE CONSEIL
L'hygiène de la peau doit être parfaite; utilisez un savon non irritant, sans parfum; attention au soleil qui aggrave l'acné.
L'hygiène alimentaire est également importante : supprimez les sucreries, les confiseries, les oeufs, diminuez les consommations de graisses surtout cuites. En revanche consommez à loisir laitages, légumes verts, riz, pommes de terre...

- *Chez une jeune fille, souffrant d'acné du visage*, aggravée au moment des règles :
EUGENIA 4 CH - 3 granules par jour.
- *En cas d'acné rosacée* aggravée par les règles :
KALIUM BROMATUM 5 CH - 3 granules par jour.

ADHERENCES

Voir : OPÉRATION CHIRURGICALE

AEROPHAGIE

La présence d'air ou de gaz dans l'estomac, entraînant des éructations, ou dans l'intestin, entraînant des flatulences, distend l'abdomen ce qui provoque gêne et pesanteur.

Traitement
- *En cas de distension et de flatulence* aggravées par la position couchée et après les repas riches provoquant des éructations rances et une intolérance à la chaleur :
CARBO VEGETABILIS 5 CH - 3 granules, 1/4 d'heure avant chaque repas.
- *En cas de flatulence, d'éructations et de constipation :*
GRAPHITES 5 CH - 3 granules, 1/4 d'heure avant chaque repas.
- *En cas de maux d'estomac après les repas,* améliorés en buvant chaud chez une personne qui mange vite et qui présente après les repas des éructations :
ARGENTUM NITRICUM 5 CH - 3 granules, 1/4 d'heure avant chaque repas.
- *En cas de douleurs abdominales* violentes, piquantes, brûlantes, coupantes, dans tout le ventre, avec besoin urgent et inefficace d'aller à la selle :
AGARICUS MUSCARIUS 5 CH - 3 granules, 1/4 d'heure avant chaque repas.
- *Chez un gros mangeur, essentiellement carnivore,* qui ressent une pesanteur gastrique après le repas, entraînant des éructations brûlantes et lui donnant envie de dormir :
ALLIUM SATIVUM 5 CH - 3 granules, 1/4 d'heure avant chaque repas.
- *En cas d'aigreur d'estomac,* avec sensation de poids, somnolence et éructations acides après les repas :
NUX VOMICA 5 CH - 3 granules, 1/4 d'heure avant chaque repas.
- *En cas de douleur au plexus* immédiatement après les repas, avec la sensation d'avoir un œuf dur coincé dans l'estomac :
ABIES NIGRA 5 CH - 3 granules, 1/4 d'heure avant chaque repas.

AVERTISSEMENT

Il convient de consulter un médecin afin qu'il détermine les causes de ce trouble.

NOTRE CONSEIL

Respectez quelques règles d'hygiène alimentaire.
Mangez lentement, mâchez bien, ne buvez pas pendant les repas.
Evitez le pain, la charcuterie, les ragoûts, les choux, les choux-fleurs, les radis, les pommes de terre, les épices, les boissons gazeuses, les chewing-gum.
Chez l'enfant, supprimez tétines et sucettes qui provoquent des mouvements de déglutition.

NOTES

- *Si tout aliment absorbé solide ou liquide paraît se changer en gaz et provoque une flatulence excessive :*
KALIUM CARBONICUM 5 CH - 3 granules, 1/4 d'heure avant chaque repas.
- *En cas de mauvaise digestion d'un repas de régime et paradoxalement d'une bonne digestion d'un repas plantureux :*
IGNATIA 5 CH - 3 granules, 1/4 d'heure avant chaque repas.
- *En cas de douleur gastrique avec sensation de pression constante et crampes violentes, suivies de nausées et de vomissements, qui s'atténuent grâce à de l'absorption d'eau froide,*
CUPRUM 5 CH - 3 granules, 1/4 d'heure avant chaque repas.
- *Si l'estomac, plein de gaz, provoque des éructations constantes au goût d'ail :*
ASA FŒTIDA 5 CH - 3 granules, 1/4 d'heure avant chaque repas.
- *Si l'abdomen est pesant, chaud, distendu,* que chaque repas provoque des émissions de gaz brûlantes et irritantes :
ALŒ 5 CH - 3 granules, 1/4 d'heure avant chaque repas.
- *En cas de distension douloureuse de l'abdomen :*
CALCAREA CARBONICA 5 CH - 3 granules, 1/4 d'heure avant chaque repas.
- *Si le fait de manger des fruits entraîne une distension de l'abdomen et des coliques douloureuses,* avec émissions de gaz, améliorées lorsque le malade se plie en deux :
CHINA 5 CH - 3 granules, 1/4 d'heure avant chaque repas.
- *En cas d'abdomen, chaud, tendu, pesant, douloureux,* avec gargouillements et émission de gaz ayant une odeur d'œuf pourri :
SULFUR 5 CH - 3 granules, 1/4 d'heure avant chaque repas.
- *Si l'abdomen très tendu,* est très sensible au toucher :
TEREBENTHINA 5 CH - 3 granules, 1/4 d'heure avant chaque repas.

AGITATION

Nous n'envisageons ici l'agitation qu'en tant que symptôme, rencontré dans de nombreuses affections, dont il faudra bien évidemment, traiter la cause.

Traitement

- *Si vous êtes agité, fiévreux, anxieux, au début d'une maladie infectieuse :*
ACONITUM NAPELLUS 5 CH - 3 granules, toutes les 2 heures.
- *Si votre agitation est associée à des courbatures améliorées par le mouvement :*
RHUS TOXICODENDRON 5 CH - 3 granules, le matin au réveil.

NOTES

- Si votre enfant est agité au cours d'une poussée dentaire dont il ne supporte pas la douleur :
CHAMOMILLA 5 CH - 3 granules, matin et soir.

AGORAPHOBIE

L'agoraphobie est caractérisée par la peur de la foule; elle s'associe souvent à la claustrophobie qui est la crainte des espaces clos.

Traitement
ARGENTUM NITRICUM 7 CH, en alternance avec
GELSEMIUM 7 CH - 3 granules, au réveil.
ACONITUM NAPELLUS 5 CH - 3 granules, midi et soir avant les repas.

AVERTISSEMENT

Le surmenage qu'il soit physique ou mental augmente ces manifestations psychologiques. L'apprentissage des techniques de relaxation peut être très utile. Un soutien psychologique est nécessaire tout au long du traitement.

ALCOOLISME

Traitement
- *A titre préventif* afin de diminuer la sensibilité à l'alcool avant un repas de fête :
ETHYLICUM 5 CH - 3 granules, 1 heure avant et après le repas et
PAULLINIA SORBILIS 4 CH - 3 granules, 1/2 heure avant et 1/2 heure après le repas.
- *En cas d'ivresse occasionnelle :*
Vous pouvez absorber un café chaud, très fort, sans sucre, additionné de 5 gouttes d'ammoniaque, et prendre :
STRAMONIUM 5 CH, en alternance avec
HYOSCIAMUS 5 CH - 3 granules, toutes les heures.
- *Dans les cas d'alcoolisme chronique :*
Il s'agit là d'aider le malade dépendant à pratiquer un sevrage vis-à-vis de l'alcool :
SULFURICUM ACIDUM 5 CH - 3 granules, tous les matins,
SPIRITUS QUERCUS GLANDIUM 3 CH - 10 gouttes, tous les matins dans un peu d'eau,
LACHESIS 5 CH - 3 granules, toutes les 48 heures, le soir au coucher,
NUX VOMICA 9 CH - 1 dose par semaine, jusqu'à diminution très nette de la consommation d'alcool.

AVERTISSEMENT

La maladie alcoolique nécessite un suivi médical et psychologique.

NOTES

AVERTISSEMENT

A moins d'une grave contre-indication, il est toujours recommandé aux mères d'allaiter leur enfant, aucun lait industriel ne venant remplacer la qualité du lait maternel, riche en anticorps, digeste...

NOTRE CONSEIL

Nettoyez parfaitement le mamelon avant et après chaque tétée et protégez-le avec une compresse stérile.

ALLAITEMENT

L'allaitement peut donner lieu à un certain nombre de troubles qu'il faut traiter.

Traitement
Pour lutter contre la douleur et la sensibilité des mamelons :
ARNICA 5 CH - 3 granules par jour.
Ce médicament est à compléter en fonction des symptômes suivants :
- *Si vous êtes nerveuse, que votre mamelon est très sensible au toucher :*
CHAMOMILLA 5 CH - 3 granules, 1/4 d'heure avant chaque repas.
- *En cas de mamelon rouge et très sensible au toucher :*
CROTON TIGLIUM 5 CH - 3 granules, 1/4 d'heure avant chaque repas.
- *Lorsque les douleurs ne surviennent qu'au début des tétées :*
RHUS TOXICODENDRON 5 CH - 3 granules, 1/4 d'heure avant chaque repas.
- *Si vous êtes nerveuse, si vous avez beaucoup de lait, si la douleur irradie du sein tété à l'autre sein :*
BORAX 5 CH - 3 granules, 1/4 d'heure avant chaque repas.

Si les douleurs s'accompagnent de crevasses, le traitement anti douleur sera complété par :
- *En cas de crevasses non compliquées :*
PHYTOLACCA 5 CH - 3 granules, 1/4 d'heure avant chaque repas.
- *En cas de fissures qui ont tendance à s'infecter :*
PETROLEUM 5 CH - 3 granules, 1/4 d'heure avant chaque repas.
- *En cas de mamelon gercé et ulcéré :*
CASTOR EQUI 5 CH - 3 granules par jour.
- *Entre les tétées,* et en prenant bien soin de nettoyer le mamelon avant la tétée, passez de la pommade CALENDULA TM.

Pour atténuer les troubles de la lactation.
Si vous avez trop peu de lait (hypogalactie).
Prenez systématiquement :
RICINUS 4 CH qu'il faudra supprimer si des nausées et des diarrhées apparaissent,
BLE 3 D
ORGE 3 D
AVOINE 3 D (à raison de 10 gouttes avant le repas de midi).
- *Si vous êtes nerveuse, que vos seins sont peu gonflés* mais sensibles au toucher, ajoutez :
ASA FŒTIDA 4 CH - 3 granules, 2 fois par jour.

Si vous vous sentez particulièrement fatiguée, prenez selon votre tempérament et vos symptômes :
• *Si vous ressentez une très grande faiblesse :*
PHOSPHORICUM ACIDUM 5 CH - 3 granules, 2 fois par jour.
• *Si vous êtes maigre, frileuse, que vos seins sont un peu abîmés :*
SECALE CORNUTUM 4 CH - 3 granules, 2 fois par jour.
• *Si vous avez très soif :*
NATRUM MURIATICUM 7 CH - 3 granules, 2 fois par jour.
• *Si votre sécrétion lactée diminue :*
URTICA URENS 4 CH, en association avec RICINUS 4 CH.

Si vous avez trop de lait (Hypergalactie)
• *Si vous êtes plutôt forte et que votre lait est aqueux :*
CALCAREA CARBONICA 5 CH - 3 granules, 2 fois par jour.
• *Si vos seins sont très douloureux, et que ces douleurs sont aggravées à la moindre secousse :*
LAC CANINUM 5 CH - 3 granules, 2 fois par jour.
• *Si votre montée de lait doit être arrêtée :*
PULSATILLA 12 CH - 1 dose puis
CALCAREA CARBONICA 5 CH - 3 granules, le matin et
LAC CANINUM 5 CH - 3 granules, le soir jusqu'à l'arrêt de la lactation.

ALLERGIE

On parle d'allergie quand l'organisme réagit de façon inhabituelle à un agent (pollens, poussières, acariens...) qu'on appellera antigène avec lequel il a été le plus souvent en contact auparavant. L'organisme est alors le siège d'un conflit entre ses propres anticorps et l'antigène auquel il est exposé. Ce conflit se manifeste par des réactions allergiques qui peuvent être multiples : rhume, urticaire, dermatose... Face à ces réactions, il est d'abord important d'identifier la substance qui les a déclenchées. En effet, la première mesure sera d'éviter tout contact quand ce sera possible. Or, de nombreuses substances peuvent provoquer des allergies (fraises, piqûres d'insectes, médicaments...) qui s'accompagnent de manifestations spécifiques :
• les antigènes inhalés :
pollens, poussières, plumes, poils d'animaux, donneront lieu au coryza spasmodique, au rhume des foins, à l'asthme...
• les antigènes ingérés :
certains aliments, médicaments, additifs alimentaires pourront provoquer des intoxications alimentaires, médicamenteuses, de l'urticaire.

NOTES

NOTRE CONSEIL
En premier lieu, il faut savoir que vous pouvez donner votre lait, il existe des organismes qui viennent le recueillir à domicile, la maternité vous donnera tous les renseignements nécessaires.

NOTES

• les antigènes agissant par contact :
certains produits de beauté, de nettoyage, assouplissants, teintures, certains métaux engendreront des dermites de contact, des dermatoses professionnelles.

• les antigènes injectés :
certaines substances médicamenteuses, des vaccins, des piqûres d'insectes, provoqueront des dermatoses toxiques médicamenteuses et des réactions généralisées.

• les réactions au climat :
froid, chaleur, radiations solaires provoqueront des dermatoses saisonnières, de l'urticaire solaire.

Traitement
Le médecin homéopathe traitera chacune de ces réactions. On en trouvera les médicaments dans **Homéoguide** aux chapitres des symptômes correspondants coryza, œdème, urticaire, rhume des foins.
Cependant, en attendant le médecin, vous pourrez prendre pour calmer la réaction allergique :
POUMON HISTAMINE 5 CH - 3 granules; toutes les 1/2 heures, à espacer ou renouveler en fonction de l'évolution de la réaction allergique en association avec :
• *En cas de réaction inflammatoire, œdémateuse,* avec rougeur, sensation de chaleur améliorée par des applications froides :
APIS MELLIFICA 5 CH - 3 granules, toutes les 1/2 heures, à espacer ou renouveler en fonction de l'évolution de la réaction allergique en association avec :
HISTAMINUM 9 CH - à prendre par voie orale, à raison de 2 ampoules perlinguales matin et soir en cas de crise, en espaçant les prises en fonction de l'évolution des symptômes.

Allergie aux fraises :
• Pour assurer une désensibilisation de l'allergie aux fraises :
FRAGARIA 5 CH - 3 granules, 3 à 4 fois par jour et 3 granules en 9 CH, 1 fois par jour.

ALOPECIE
Voir : (CHEVEUX, chutes des)

ALTITUDE (MAL DES MONTAGNES)
L'altitude peut provoquer un certain nombre de malaises spécifiques qui disparaissent généralement après une période d'accoutumance.

NOTES

Cependant la brièveté des séjours, notamment au moment des sports d'hiver ne permet pas de patienter.
Il faudra donc aider l'organisme à s'adapter plus rapidement.

Traitement
• *Si vous êtes angoissé, oppressé,* si vous éprouvez une sensation de gêne au creux de l'estomac, si vous supportez mal l'altitude de la station mais que paradoxalement vous vous trouvez mieux lorsque vous prenez le téléphérique :
IGNATIA 5 CH - 3 granules, le matin.
• *Si vous appréhendez d'aller à la montagne* de crainte de ne pas supporter l'altitude :
GELSEMIUM 9 CH - 1 dose, la veille du départ, puis
GELSEMIUM 5 CH - 3 granules, tous les matins, pendant toute la durée du séjour.
• *Dans le cas d'insomnies, en altitude :*
COCA 4 CH - 3 granules, le soir au coucher
• *Si vous souffrez d'une grande agitation psychique* et que votre anxiété est telle que vous restiez confiné à l'intérieur :
ARSENICUM ALBUM 5 CH - 3 granules, matin et soir.

AMAIGRISSEMENT

L'amaigrissement est une perte de poids anormale qui agit comme un signal d'alarme. Il peut être la conséquence de certaines affections. Quelquefois, à certaines périodes de la vie, la courbe de poids s'infléchit sans être pour autant symptôme de maladie grave : la croissance, un défaut de minéralisation, un surmenage physique ou intellectuel, une parasitose peuvent en être l'origine.

Traitement
• *Un apport de minéraux sera nécessaire dans tous les cas :*
Prenez, le soir au coucher, 1 ampoule perlinguale de :
GLAUCONIE D 8 et
SILICA MARITIMA D 8
• *En cas d'amaigrissement provoqué par fatigue* ou manque de fixation du calcium :
BLE 3 D
ORGE 3 D
AVOINE 3 D
10 gouttes en mélange dans un flacon avant le déjeuner, dans un peu d'eau
• *A compléter, en cas de défaut de fixation du calcium par :*
SYMPHYTUM 3 CH - 10 gouttes.

AVERTISSEMENT

Un amaigrissement brutal accompagné de fatigue doit amener à consulter très vite un médecin

25

NOTES

• *Chez l'enfant et l'adolescent en pleine croissance*, qui grandit plus qu'il ne grossit :
CALCAREA PHOSPHORICA 5 CH - 3 granules tous les matins.

• *Chez l'adolescent de constitution longiligne*, nerveux, fatigable, qui maigrit tout en mangeant bien :
NATRUM MURIATICUM 7 CH - 1 dose, tous les 10 jours

• *En cas de fatigue, de frilosité et de transpiration excessive*, surtout au niveau des pieds :
SILICEA 5 CH - 3 granules, le matin au réveil.

Amaigrissement très marqué :

• *S'il est accompagné d'un épuisement nerveux*, consécutif à un surmenage ou à une grave maladie :
KALIUM PHOSPHORICUM 4 CH - 3 granules, par jour.

• *Si malgré la faiblesse extrême, l'appétit est conservé*, parfois de façon excessive :
ARSENICUM IODATUM 4 CH - 3 granules, par jour.

• *S'il est accompagné d'un affaiblissement considérable* et d'une anxiété augmentant à jeun :
IODUM 5 CH - 3 granules, par jour.
Dans ce cas il est urgent de consulter un médecin.

ANEMIE

Toute anémie persistante nécessite une surveillance médicale et biologique.
L'anémie se traduit par une diminution du nombre de globules rouges du sang et de leur teneur en hémoglobine. Ses manifestations principales sont la pâleur, la fatigue, l'essoufflement et l'accélération du pouls, éventuellement des vertiges et troubles digestifs.

Traitement
Nous envisagerons quelques cas qui peuvent provoquer une anémie passagère.

Anémie consécutive à une hémorragie

• *En cas d'hémorragie des muqueuses ou des orifices* provoquant un épuisement considérable, une anémie profonde et une extrême pâleur du visage :
CHINA 5 CH - 3 granules, matin, midi et soir.

• *En cas d'anémie avec des pupilles dilatées dans un visage pâle*, creusé par la fatigue :
ACETICUM ACIDUM 4 CH - 3 granules, matin, midi et soir.

- *En cas de tendance aux hémorragies de sang noir avec caillots,* s'accompagnant de palpitations, de fatigue, et de sensation de suffocation dans une chambre chaude :
AMMONIUM CARBONICUM 5 CH - 3 granules, matin, midi et soir.

Anémie sans cause visible

- *Si l'on constate un amaigrissement considérable* et une fatigue généralisée bien que l'appétit soit conservé :
NATRUM MURIATICUM 7 CH - 1 dose, tous les 15 jours.
- *En cas de tendance aux hémorragies avec troubles* et s'il se produit au niveau du visage une alternance de rougeurs (avec sensation de chaleur), et de pâleurs :
FERRUM PHOSPHORICUM 5 CH - 3 granules, une fois par jour.
- *En cas de tendance aux hémorragies variées,* fréquentes, abondantes et répétées :
PHOSPHORUS 5 CH - 3 granules, 1 fois par jour.

Anémie de la croissance,
ou après une maladie affaiblissante

- *Si le visage est pâle, les lèvres décolorées :*
CALCAREA PHOSPHORICA 5 CH - 3 granules, 1 fois par jour.
- *En cas de fatigue cérébrale et nerveuse, de sueurs aggravées en mangeant :*
KALIUM PHOSPHORICUM 5 CH - 3 granules, 1 fois par jour.
- *Mais si ces sueurs sont aggravées la nuit :*
PHOSPHORICUM ACIDUM 5 CH - 3 granules, 1 fois par jour.
- *Dans tous les cas le traitement sera complété par un apport de :*
HEPATINE 4 CH et
HEMATITE D 8 - 1 ampoule perlinguale, le soir au coucher.

ANGINE

C'est l'inflammation de la gorge.

Traitement

- Prenez systématiquement :
3 doses de INFLUENZINIUM à raison d'1 dose toutes les 12 heures.

Angines banales :

BELLADONNA 5 CH
MERCURIUS SOLUBILIS 5 CH
en alternance à raison de 3 granules toutes les 2 heures.

AVERTISSEMENT

L'angine est un symptôme à ne pas négliger car certaines angines peuvent générer des complications.
La persistance des symptômes au-delà de 48 heures doit amener à consulter un médecin.

NOTES

Angines rouges :
Angines dont la douleur s'atténue lorsqu'on boit froid :
• *En cas d'inflammation de la gorge* accompagnée de douleur piquante, brûlante, améliorée par le froid, absence de soif, gonflement de la luette qui pend entre les deux piliers du pharynx, comme un battant de cloche, semi transparente :
APIS MELLIFICA 5 CH - 3 granules
• *En cas de gorge sèche et douloureuse,* d'amygdales enflées, de déglutition très difficile avec irradiation de la douleur dans les oreilles :
PHYTOLACCA 5 CH - 3 granules.
• *Si la rougeur de la gorge est accompagnée d'une sensation de constriction* comme si la gorge était serrée et étranglée et d'une douleur située à gauche ou évoluant de gauche à droite :
LACHESIS 5 CH - 3 granules.

Angines dont la douleur s'atténue lorsqu'on boit chaud :
• *Si la gorge enflammée, enflée, brûlante, présente de petites membranes :*
CANTHARIS 5 CH - 3 granules.
• *En cas de sensation de brûlures dans la gorge,* avec serrements brusques et douleurs aggravées entre deux déglutitions :
CAPSICUM 5 CH - 3 granules.
• *Si votre angine se situe à droite ou évolue de droite à gauche :*
LYCOPODIUM 5 CH - 3 granules.

Angines rouges avec tendance à provoquer des plaies :
• *En cas de douleur dans l'amygdale* droite avec plaie localisée, enflure et douleur en avalant :
MERCURIUS PROTO IODATUS 5 CH - 3 granules.
• *En cas d'inflammation et d'enflure de l'amygdale gauche* avec de petites plaies et parfois une fausse membrane peu épaisse et peu adhérente :
MERCURIUS BI- IODATUS 5 CH - 3 granules.
• *En cas de rougeur intense,* de formation de fausses membranes épaisses et grisâtres qui s'étendent dans l'arrière-gorge, d'hyper salivation :
MERCURIUS CYANATUS 5 CH - 3 granules.

Angines blanches :
• *En cas de plaies superficielles* avec fausses membranes jaunâtres ou grisâtres tapissant la gorge et difficiles à expulser :
KALIUM MURIATICUM 5 CH - 3 granules.

Résumé du schéma thérapeutique d'une angine :
- 1 dose de INFLUENZINUM 9 CH (à concurrence de 3 doses)
- en alternance toutes les 2 heures : 3 granules de BELLADONNA 5 CH, 3 granules de MERCURIUS SOLUBILIS 5 CH
- en complément : 3 granules de l'un des médicaments cités en fonction des symptômes décrits.

• *En cas de mucosités adhérentes,* obligeant à se racler la gorge le matin :
KALIUM BICHROMICUM 5 CH - 3 granules.

ANGOISSE

C'est un malaise psychique et physique né du sentiment de l'imminence d'un danger, caractérisé par une crainte pouvant aller de l'inquiétude à la panique.

Traitement
Le traitement homéopathique consistera à aller chercher la cause en profondeur, à la soigner par la prescription d'un traitement de fond et non à prescrire un anxiolytique, comme c'est trop souvent le cas.

• *En cas d'angoisse et d'agitation physique,* de peur de la mort, de craintes diverses dans la vie courante :
ACONITUM NAPELLUS 5 CH - 3 granules, le matin à jeun.

• *Si ces symptômes s'accompagnent d'une alternance de dépression* et d'agitation, de conviction que la guérison n'interviendra jamais, de refus de toute prise de médicament :
ARSENICUM ALBUM 5 CH - 3 granules, le matin à jeun.

• *En cas d'angoisse empêchant de parler* avec sensation d'étranglement de la gorge, de boule, d'émotivité exacerbée, de bâillements, de soupirs involontaires :
IGNATIA 5 CH - 3 granules, le matin à jeun.

• *En cas d'appréhension ou de suite de frayeur :*
GELSEMIUM 5 CH - 3 granules, le matin à jeun, excellent médicament contre le "trac" dans diverses circonstances sauf chez les musiciens qui prendront :
ARNICA 5 CH - 3 granules, le matin à jeun.

ANXIETE

Voir : ANGOISSE

APHONIE

C'est la diminution de la voix, symptôme qui accompagne des laryngites aiguës ou chroniques et des toux.
Il faut donc se reporter à ces maladies pour soigner la cause de l'aphonie. Les médicaments que nous citons ici ne traitent que le symptôme.

NOTES

AVERTISSEMENT

Il appartiendra au médecin homéopathe de traiter sur le fond, la cause de cette maladie.

Traitement

- *Si vous perdez complètement la voix à la suite d'une laryngite aiguë :*
MERCURIUS SOLUBILIS 4 CH - 3 granules par jour.
- *En cas d'aphonie brutale :*
POPULUS NIGRA ou CANDICANS 4 CH - 3 granules par jour.
- *En cas d'aphonie s'accompagnant d'un mal de gorge* au moment des règles :
GRAPHITES 5 CH - 3 granules par jour.
- *En cas de fatigue des cordes vocales,* lorsque vous avez trop chanté ou parlé :
ARNICA 5 CH - 3 granules par jour.
- *En cas d'aphonie due à un choc psychologique :*
ARNICA 5 CH - 3 granules par jour.

APHTES

Il s'agit d'une petite plaie douloureuse, d'origines diverses, superficielle, siégant sur la muqueuse de la bouche, de la gorge ou parfois des parties génitales.

Les inflammations de la muqueuse buccale dues à des aphtes constituent une affection pénible, car douloureuse et empêchent la mastication correcte des aliments.

Traitement

Certains médicaments très efficaces font disparaître les aphtes.
- *En premier lieu, prenez systématiquement :*
STAPHYSAGRIA 15 CH - 1 dose.
- *Faites des bains de bouche après chaque repas avec :*
CALENDULA T. M. - 10 gouttes dans un peu d'eau.
PHYTOLACCA T.M.
- *En cas d'aphtes dans la bouche,* sur la langue et à l'intérieur des joues, de vésicules brûlantes et très douloureuses :
BORAX 5 CH - 3 granules par jour.
- *Et s'ils sont accompagnés d'un goût amer :*
MAGNESIA CARBONICA 5 CH - 3 granules par jour.
- *En cas d'aphtes chez les nourrissons* qui salivent beaucoup et sont fatigués :
SULFURIC ACIDUM 5 CH - 3 granules par jour.
- *En cas d'aphtes qui ont tendance à ne pas se cicatriser :*
MERCURIUS CORROSIVUS 5 CH - 3 granules par jour.
- *En cas d'aphtes avec une muqueuse buccale très rouge,* saignant facilement, siège de sécrétions très acides et très corrosives :
ARUM TRIPHYLLUM 5 CH - 3 granules par jour.

APPETIT

Traitement
Diminution de l'appétit

• *Pour stimuler votre appétit :*
10 gouttes de :
BLE 3 D
ORGE 3 D
AVOINE 3 D
• *Pour reposer votre foie :*
HYDRASTIS COMPOSE 3 D - 20 gouttes dans un peu d'eau avant le dîner.

Exagération de l'appétit

• *Pour diminuer la vivacité de votre appétit :*
CINA 1 D
OLEANDER 1 D
ABROTANUM 1D - 10 gouttes dans un peu d'eau, matin et soir.
• *Chez l'enfant coléreux,* insupportable et qui pense beaucoup à manger :
ANTIMONIUM CRUDUM 5 CH - 3 granules avant chaque repas.
• *Si votre foie est fatigué :*
L'un de ces deux draineurs hépatiques :
HYDRASTIS COMPOSÉ 3 D OU CHELIDONIUM COMPOSÉ à raison de 20 gouttes dans un peu d'eau avant le déjeuner.
• *En cas de boulimie :*
SULFUR 4 CH - 3 granules, le matin au réveil.

ARTERITE

Il n'est évidemment pas question de donner un schéma de traitement de l'artérite, mais l'homéopathie, en appoint du traitement allopathique, pourra aider à lutter contre la douleur.
L'artérite se traduit par une insuffisance circulatoire artérielle des membres inférieurs (diminution du débit sanguin) due au dépôt d'une substance grasse (le cholestérol) au niveau de la paroi artérielle.
Cette artérite peut avoir d'autres localisations.

Traitement
Le traitement homéopathique viendra en appoint du traitement allopathique.
Traitement général
AURUM METAL 7 CH,
PLUMBUM 7 CH.

NOTES

NOTRE CONSEIL

L'une des premières mesures préventives est une bonne hygiène alimentaire (évitez les matières grasses, surtout les graisses animales, l'alcool...) supprimez le tabac, pratiquez une hygiène sportive adéquate (courez lentement et longtemps), faites effectuer des contrôles médicaux et biologiques réguliers (tous les ans à partir de la quarantaine).

Ces deux médicaments sont à prendre en alternance à raison de 3 granules par jour.

En cas de contractions brusques et involontaires, crampes, douleurs :
- *Si vous souffrez de crampes dans les mollets et les extrémités,* votre peau étant bleuie et marbrée :
CUPRUM 5 CH - 3 granules par jour,
CIMICIFUGA 5 CH - 3 granules par jour.
- *Si vous éprouvez des douleurs de serrement améliorées par le froid :*
SECALE CORNUTUM 5 CH - 3 granules par jour.
- *Si vos douleurs brûlantes sont améliorées par la chaleur* et aggravées entre 1h et 3h du matin :
ARSENICUM ALBUM 5 CH - 3 granules par jour.

En cas de bleuissement des extrémités, de raideur dans les mollets lors de la marche, de diminution de la chaleur vitale :
- *Si vous éprouvez des douleurs tiraillant dans les membres* qui sont faibles, vos genoux étant froids comme de la glace, votre peau étant cyanosée (bleuie), et recouverte de sueur froide :
CARBO VEGETABILIS 5 CH - 3 granules.
Enfin, dans tous les cas, un drainage quotidien sera nécessaire :
OLEA EUROPAEA Bg MG 1D
RIBES NIGRUM Bg MG 1D
POPULUS NIGRUM Bg MG 1D
100 gouttes dans un verre d'eau tous les jours.

ARTHEROSCLEROSE

Voir aussi : CHOLESTÉROL.

L'arthérosclérose se définit par le dépôt d'une substance (le cholestérol), au niveau de la paroi artérielle. Toutes les artères peuvent être atteintes, définissant à l'extrême diverses pathologies (ramollissement cérébral, angine de poitrine, infarctus du myocarde, insuffisance rénale et hypertension artérielle, artérite des membres inférieurs...)

Traitement
Le traitement peut être préventif. Lorsque la maladie a laissé son empreinte il faut faire intervenir un traitement curatif.
- *Lorsqu'il existe des antécédents familiaux,* il est recommandé de prendre systématiquement :
OLEA EUROPAEA Bg MG 1D
CRATAEGUS OXYACANTHA Br MG 1D
100 gouttes le matin.

32

NOTES

CHOLESTERINUM 9 CH - 1 ampoule perlinguale au coucher.
Ajoutez :
BARYTA CARBONICA 9 CH - 1 dose toutes les semaines.
• *En cas d'hypertension notable,* ajoutez systématiquement :
BARYTA CARBONICA 5 CH - 3 granules le matin,
PLUMBUM 7 CH - 3 granules le soir.
• *En l'absence d'hypertension notable,* les deux médicaments précédents seront remplacés par :
CALCAREA FLUORICA 7 CH - 3 granules le matin.
NATRUM IODATUM 5 CH - 3 granules le soir.

ARTHRITE

Il s'agit d'un gonflement inflammatoire d'une articulation.

Arthrite aiguë
Traitement
Le traitement des arthrites aiguës dépend de leurs causes qu'il appartiendra au médecin homéopathe de rechercher. On peut, en attendant, essayer de soulager la douleur.

Lorsqu'il existe une sensation de chaleur locale :
• *Si votre articulation est rouge, brûlante, que vous éprouvez le besoin de la découvrir :*
SABINA 5 CH - 3 granules par jour.
• *Si votre articulation est rouge, que vos douleurs battantes sont aggravées par le toucher, les secousses, l'air froid :*
BELLADONNA 5 CH - 3 granules par jour.
• *Si vos douleurs sont améliorées par des applications chaudes et sèches :*
SALICYLICUM ACIDUM 5 CH - 3 granules par jour.
• *Si vos douleurs sont aggravées par les températures extrêmes et la nuit :*
MERCURIUS 5 CH - 3 granules par jour.
• *Si vos douleurs sont aggravées par le toucher, améliorées par les applications froides :*
LAC CANINUM 5 CH - 3 granules par jour.
• *Si la douleur, aggravée par le mouvement, le toucher et la chaleur, est améliorée par l'immobilité ainsi que par la pression large et soutenue :*
BRYONIA 4 CH - 3 granules par jour.

Lorsqu'il existe une sensation de froideur locale.
• *Si la douleur de l'articulation gonflée est aggravée par le toucher, le moindre mouvement, le froid et la nuit mais améliorée par la chaleur:*
COLCHICUM 4 CH - 3 granules par jour.

33

NOTES

En l'absence de sensation de chaleur ou de froideur locale.

• *Si le gonflement inflammatoire est particulièrement marqué,* la douleur aggravée par la chaleur et le toucher, et améliorée par le froid, le tout étant accompagné d'une absence de soif caractérisée :
APIS MELLIFICA 5 CH - 3 granules par jour.

Arthrite chronique

Pour les mêmes raisons que l'arthrite aiguë, il n'y a pas de traitement systématique.

• *En cas de douleurs "barométriques",* c'est-à-dire générées par les variations de l'humidité de l'air :
NATRUM SULFURICUM 9 CH - 1 dose par semaine.

Péri-arthrite (de l'épaule)

La péri-arthrite est l'inflammation, autour d'une articulation, des ligaments, tendons, muscles...

Traitement

• *Si les douleurs sont piquantes,* atténuées par le repos absolu et par la pression forte :
BRYONIA 5 CH - 3 granules, 3 fois par jour.

• *Si l'articulation est bloquée par contracture des tendons :*
CAUSTICUM 5 CH - 3 granules, 3 fois par jour.

• *Si c'est l'épaule droite qui est atteinte :*
SANGUINARIA CANADENSIS 4 CH - 3 granules, 3 fois par jour.

• *Si les douleurs sont aggravées par les perturbations atmosphériques,* surtout avant l'orage et par la tempête :
RHODODENDRON 5 CH - 3 granules, 3 fois par jour.

• *Si les douleurs sont atténuées par le mouvement* et par les applications chaudes :
RHUS TOXICODENDRON 5 CH - 3 granules, 3 fois par jour.

• *En cas de douleur du deltoïde* (muscle de l'épaule) droit :
URTICA URENS 4 CH - 3 granules, 3 fois par jour.

Polyarthrite rhumatoïde

La polyarthrite rhumatoïde est une affection inflammatoire portant simultanément sur plusieurs articulations.

Traitement

• *Si les articulations sont enflées, rosées, avec des douleurs piquantes qui sont atténuées par des applications froides :*
APIS MELLIFICA 5 CH - 3 granules, 3 fois par jour.

NOTRE CONSEIL
Après avoir obtenu l'avis du rhumatologue, vous pourrez être aidé par quelques médicaments homéopathiques.

- *Lorsqu'il existe des signes de rétraction tendineuse :*
CAUSTICUM 5 CH - 3 granules, 3 fois par jour.
- *Dans les cas d'aggravation par les changements de temps* et à l'humidité :
NATRUM SULFURICUM 7 CH et RHUS TOXICODENDRON 7 CH - 3 granules, 3 fois par jour.
- *En cas de rhumatisme inflammatoire* accompagné de douleurs nocturnes, provoquant des déformations des os courts :
AURUM METALLICUM 5 CH - 3 granules, 3 fois par jour.

ARTHROSE

Il s'agit d'une sorte de vieillissement prématuré des cartilages articulaires. Cette usure revêt un caractère chronique, nécessitant un traitement de fond, de terrain, qui ne peut être donné que par le médecin traitant.

Il existe d'autre part, des médicaments dont l'emploi est fonction de la localisation de l'arthrose et de ses modalités.

Traitement

Vous pouvez cependant déjà agir pour atténuer la douleur en prenant :
40 gouttes par jour de :
RHUS TOXICODENDRON 4 CH
MANDRAGORA 5 CH
HARPAGOPHYTUM 7 CH
BRYONIA 5CH

Le matin au réveil 100 gouttes de :
RIBES NIGRUM Bg M 1D,
PINUS MONTANA Bg MG 1D,
VITIS VINIFERA Bg MG 1D

Le soir au coucher, 1 ampoule perlinguale de :
MEDULOSS 4 CH,
CARTILAGO 4 CH,
SURRENALES 4 CH
Et 1 ampoule perlinguale de :
CALCAIRE DE VERSAILLES D8

Arthrose du genou (gonarthrose)

Voir : GENOU (Douleur du).

Pour la gonarthrose on retrouvera les médicaments utilisés pour calmer les douleurs du genou.

NOTES

Avec en outre :
- *Lorsque la douleur se localise sur le genou gauche* et s'accompagne de raideur :
MIMOSA 5 CH - 3 granules, 1 à 2 fois par jour.
- *En cas de douleur surtout du genou gauche, avec rougeur et enflure* aggravée au repos, au réveil et aux premiers mouvements mais améliorée par le mouvement continu :
RAUWOLFIA 5 CH - 3 granules, 1 à 2 fois par jour.
- *En cas de douleur du genou très sensible au toucher* avec contracture des tendons à la face postérieure du genou :
TELLURIUM 5 CH - 3 granules,1 à 2 fois par jour.

Arthrose de la hanche (coxarthrose)

Voir : HANCHE (Douleur de la)

Le seul traitement à terme est représenté par la mise en place chirurgicale d'une prothèse de hanche. Mais en attendant le moment de la chirurgie, certains médicaments homéopathiques peuvent soulager les douleurs.

Traitement
- *En cas de douleurs des muscles de la hanche* qui s'aggravent au moindre mouvement de la cuisse et par temps humide, mais qui disparaissent si vous immobilisez votre hanche :
ALLIUM SATIVUM 4 CH - 3 granules, 2 à 3 fois par jour.
- *En cas de douleurs brûlantes qui s'aggravent la nuit,* au repos et lors des premiers mouvements, mais qui sont soulagées par le mouvement persistant, et les applications froides :
EUPHORBIA RESINIFERA 4 CH - 3 granules, 2 à 3 fois par jour.
- *En cas de sensation de dislocation de la hanche,* accompagnée de contracture musculaire, la douleur étant améliorée lorsque vous repliez la cuisse sur l'abdomen :
COLOCYNTHIS 4 CH - 3 granules, 2 à 3 fois par jour.
- *En cas de douleur de la hanche gauche et de grande faiblesse du membre inférieur :*
IRIDIUM 4 CH - 3 granules, 2 à 3 fois par jour.
- *En cas de douleur de la hanche droite* survenant lorsque vous toussez :
CAUSTICUM 4 CH - 3 granules, 2 à 3 fois par jour.
- *En cas de douleur de la hanche gauche, qui s'aggrave au repos* et lors des premiers mouvements, et s'améliore par le mouvement continu et la pression forte :
RAUWOLFIA 4 CH - 3 granules, 2 à 3 fois par jour.

NOTES

- *En cas de douleurs des tendons et des muscles* qui s'aggravent lorsque vous êtes couché sur le côté douloureux, et s'améliorent par le mouvement :
RUTA 4 CH - 3 granules, 2 à 3 fois par jour.

Arthrose du gros orteil
(Hallus rigidus et Hallus valgus)

L'hallus rigidus est une arthrose du gros orteil. L'hallus valgus est une déformation du gros orteil.

Traitement
- *Quand l'articulation est douloureuse :*
JALAPA 5 CH - 3 granules, matin et soir.
- *En cas de douleurs lancinantes avec raideur,* améliorées par la pression forte :
RAUWOLFIA 5 CH - 3 granules, 2 fois par jour.
- *En cas de douleurs piquantes,* aggravées au moindre mouvement et améliorées par le repos et la pression forte :
BRYONIA ALBA 5 CH - 3 granules, 2 fois par jour.
- *Quand l'articulation est enflée avec des craquements articulaires :*
LEDUM PALUSTRE 4 CH - 3 granules, 2 fois par jour.
- *En cas de déformation osseuse :*
HEKLA LAVA 4 CH - 3 granules, 2 fois par jour.
- *Si l'inflammation s'accompagne de taches rouges* autour de l'articulation :
STICTA PULMONARIA 4 CH - 3 granules, 2 fois par jour.
- *En cas de douleurs au niveau de la déformation aggravée par le froid :*
AGARICUS 5 CH - 3 granules, 2 fois par jour.

Hydarthrose

Il s'agit d'un épanchement de liquide dans une articulation.
Cette affection de l'âge moyen de la vie, plus fréquente chez la femme, frappe une ou plusieurs articulations, mais plus particulièrement le genou et intervient sans cause apparente à intervalles fixes, toujours les mêmes pour chaque malade.
- *En cas de gonflement rosé,* de douleurs piquantes, aggravées au toucher et améliorées par le froid :
APIS MELLIFICA 5 CH - 3 granules, 3 fois par jour.
- *Si l'articulation est enflée et rouge,* douloureuse, aggravée par le moindre mouvement :
BRYONIA 5 CH - 3 granules, 3 fois par jour.

37

NOTES

• *Si les douleurs sont très brûlantes :*
CANTHARIS 5 CH - 3 granules, 3 fois par jour.
• *En cas de gonflement,* des taches rouges apparaissant autour de l'articulation :
STICTA PULMONARIA 4 CH - 3 granules, 3 fois par jour.
• *Si votre genou est douloureux surtout la nuit* et que vous avez besoin de bouger :
KALIUM IODATUM 4 CH - 3 granules, 3 fois par jour.

ARTICULATION

Voir : ARTHRITE et ARTHROSE

ASTHENIE

Il s'agit d'une grande fatigue, d'une sorte de dépression de l'état général, pouvant entraîner des insuffisances fonctionnelles multiples.
Il existe différentes causes d'asthénie (surmenage physique ou nerveux, convalescence d'une maladie infectieuse ou intervention chirurgicale, modification climatique, etc...)

Traitement
Généralement, le traitement de la cause, accompagné de repos, est suffisant. Toutefois, certains médicaments homéopathiques vont accélérer le retour à la normale.
• *En cas d'épuisement nerveux avec tendance dépressive,* survenant après un surmenage intellectuel ou une maladie grave :
KALIUM PHOSPHORICUM 5 CH.
• *En cas de grande faiblesse nerveuse,* si vous avez l'impression de ne pas parvenir à réunir deux idées ensemble :
PHOSPHORICUM ACIDUM 5 CH.
• *Si le surmenage ou la maladie provoque un manque de réactions* physiques, une perte de toute énergie morale, un amaigrissement progressif :
SILICEA 7 CH.
• *Si la fatigue intervient après une importante perte de liquide* (diarrhée aiguë, vomissements, hémorragies) :
CHINA 7 CH.

Prenez selon les caractéristiques de votre fatigue, 1 ou 2 de ces médicaments, à raison de 3 granules tous les jours.

Vous serez également aidé par :
100 gouttes tous les jours de :
BETULA PUBESCENS Bg MG 1D,
QUERCUS PEDONCULATA Bg MG 1D,
RIBES NIGRUM Bg MG 1D
et le soir au coucher une ampoule perlinguale de :
GLAUCONIE D8
RHODONITE D8

ASTHME

L'asthme est un resserrement des bronches, le plus souvent allergique, qui se traduit par une difficulté respiratoire surtout au moment de l'expiration.
Le traitement de la maladie asthmatique devra être entrepris et surveillé par le médecin traitant. Le traitement homéopathique pourra vous soulager.

Traitement
Parallèlement au traitement de fond qui sera prescrit par votre médecin homéopathe, prenez quotidiennement :
Le matin : 100 gouttesde :
RIBES NIGRUM Bg MG 1D,
ROSA CANINA Bg MG 1D,
CARPINUS BETULUS Bg MG 1D

Le soir au coucher 1 ampoule per linguale de :
PULMINE 4 CH,
DIAPHRAGME 4 CH,
SURRENALES 4 CH

En cas d'asthme allergique, la formule précédente sera remplacée par 1 ampoule perlinguale de :
PULMINE 4 CH,
DIAPHRAGME 4 CH,
SURRENALES 4 CH,
HISTAMINUM 9 CH

BATTEMENTS

Battements des ailes du nez

Les battements des ailes du nez peuvent être le signe d'une pneumonie, d'une bronchite ou d'une grave laryngite d'où la nécessité de consulter son médecin traitant.

• *Si les battements des ailes du nez, avec sécheresse de la bouche et des lèvres, obstruction du nez la nuit, vous obligent à respirer par la bouche :*
AMMONIUM CARBONICUM 5 CH - 3 granules, 2 fois par jour.

• *Si vos narines très dilatées, sont animées de battements rapides,* synchronisés avec les mouvements respiratoires :
ANTIMONIUM TARTARICUM 5 CH - 3 granules, 2 fois par jour.

Battements nerveux

• *Lorsque les battements nerveux s'accompagnent d'une sensation de serrement de la gorge,* comme si un corps étranger, une "boule", montait de l'estomac et vous étranglait :
IGNATIA 5 CH - 3 granules, 3 fois par jour.

BESOINS

Les différents besoins que nous allons évoquer ne sont pas des maladies, mais peuvent orienter sur le caractère d'une personne. Volontairement, nous ne donnerons pas la posologie des médicaments car elle est du ressort du médecin traitant.

Besoin de mouvement

• *Chez des enfants sensibles de la gorge et des oreilles,* surtout lors de refroidissements :
TUBERCULINUM AVIAIRE 9 CH.

• *Si vous éprouvez le besoin constant de vous déplacer, de partir :*
TUBERCULINUM 9 CH.

• *Si vous êtes anxieux, agité,* insomniaque et souvent déprimé. Si vous vous sentez mieux en altitude, et si vous présentez souvent des inflammations chroniques des muqueuses :
LUESINUM 9 CH.

• *Si vous avez besoin de changement car vous avez l'impression que cela améliorera votre état général.* Si de plus, vous souffrez souvent de troubles de la circulation veineuse, avec ulcération des jambes :
FLUORIC ACIDUM 5 CH.

- *Si vous éprouvez des difficultés de concentration :*
SANICULA 5 CH.

Besoin de chanter

- *Si vous êtes rebelle à tout effort intellectuel* et si vous vous fatiguez beaucoup à cette occasion :
AGARICUS 5 CH.
- *Si vous êtes agité très bavard* et si vous ressentez le besoin d'exprimer beaucoup de choses même les plus diverses et pourquoi pas en chantant :
HYOSCIAMUS 7 CH.
- *Si vous êtes agité, avec le désir constant de bouger,* de courir, de sauter, de danser, de chanter :
TARENTULA HISPANA 5 CH.

Besoin de contredire

- *Si c'est votre mauvaise humeur* parfois accompagnée d'une certaine violence, qui vous pousse à manifester un esprit de contradiction :
AURUM METALLICUM 7 CH.
- *Si c'est votre manque de confiance en vous qui vous incite à contredire vos proches :*
LYCOPODIUM 7 CH.
- *Si vous êtes dynamique et "fonçeur" :*
NUX VOMICA 7 CH.
- *Si vous avez plutôt tendance à intérioriser vos problèmes,* mais qu'en revanche vous pouvez exploser subitement dans des colères ou des manifestations d'indignation verbales ou physiques qui surprennent votre entourage :
STAPHYSAGRIA 7 CH.

Besoin de courir

- *Si l'anxiété déclenche chez vous la sensation d'un irrésistible besoin de courir* et de vous enfuir :
ANACARDIUM ORIENTALE 5 CH.
- Si vous êtes de ceux qui veulent toujours avoir fini les choses avant de les avoir commencées, qui ont toujours peur d'arriver en retard :
ARGENTUM NITRICUM 7 CH.

Besoin de déglutir

- *En cas d'affection rhino-pharyngée avec température élevée,* visage rouge et transpiration abondante :
BELLADONNA 5 CH.

NOTES

- *En cas d'affection de la gorge avec muqueuse rouge sombre* et hypersalivation :
MERCURIUS CORROSIVUS 5 CH.
- *En cas de douleur brûlante de la gorge :*
CAUSTICUM 5 CH.
- *En cas d'envie permanente de déglutir* ou de se racler la gorge, en raison d'un écoulement en provenance du nez :
HYDRASTIS 5 CH.

Besoin de dominer

On retrouve ici les médicaments de la contradiction :
AURUM METALLICUM 7 CH
LYCOPODIUM 7 CH
NUX VOMICA 7 CH
- *Chez une femme d'apparence orgueilleuse et hautaine :*
PLATINA 7 CH.

Besoin imperieux d'uriner

- *Si la région rénale est douloureuse et sensible,* avec une envie d'uriner aggravée par la prise de conscience :
OXALICUM ACIDUM 5 CH.
- *En cas de désir d'uriner provoqué par la vue de l'eau qui coule :*
HYDROPHOBINUM 5 CH.
- *En cas de douleur profonde de la région rénale,* principalement à droite, avec violent besoin d'uriner et irradiation dans la partie inférieure droite de l'abdomen :
EQUISETUM 5 CH.

Besoin d'être admiré

- *Si votre orgueil ne se suffit pas à lui-même* et qu'il s'accompagne du besoin d'être admiré :
PLATINA 7 CH.
- *Orgueilleux et sensible,* vous tenez beaucoup à l'opinion des autres qui peuvent d'autant plus facilement vous blesser :
PALLADIUM 7 CH.

Besoin d'être couvert

- *Si votre besoin d'être couvert s'accompagne d'un désir d'immobilité* et de sensation de froid dans le corps :
VERATRUM ALBUM 7 CH.
- *Si vous êtes extrêmement frileux,* toujours très couvert même l'été :
PSORINUM 7 CH.

Besoin de bière

• *En cas de désir immodéré de bière* dont la consommation excessive peut provoquer des vomissements très acides, des brûlures d'estomac :
KALIUM BICHROMICUM 5 CH.

BLEPHARITE

Voir : ŒIL

BOUFFEES DE CHALEUR

Les bouffées de chaleur sont un phénomène lié à la circulation, qui se traduit par une impression de chaleur interne accompagnée parfois de sueurs.

Traitement

A l'heure actuelle, la médecine classique a de plus en plus recours aux traitements hormonaux, pour pallier certains effets secondaires de la ménopause, en particulier l'ostéoporose. Il faut pourtant admettre que les risques sont encore mal connus. La réponse homéopathique est pour sa part beaucoup plus personnalisée et respecte davantage cette évolution naturelle.

Si vous êtes émotive

• *Si vous souffrez de maux de tête,* que votre visage est rouge, que vos bouffées de chaleur sont aggravées en montant les escaliers, par le bruit, les secousses, pendant les règles, mais améliorées par des applications d'eau froide ou lorsque vous êtes allongée :
FERRUM PHOSPHORICUM 5 CH - 3 granules, matin et soir.

• *Si vos bouffées de chaleur s'accompagnent de sueurs abondantes* sur tout le corps :
JABORANDI 4 CH - 3 granules, matin et soir.

• *Si vous éprouvez la sensation d'une chaleur qui monte du bas des reins jusque dans la nuque,* de brûlure au niveau des épaules, au niveau de la paume des mains qui sont moites :
PHOSPHORUS 5 CH - 3 granules, matin et soir.

Si vous souffrez de palpitations

• *Si vos bouffées de chaleur, avec ou sans sueurs, s'accompagnent d'une sensation d'angoisse :*
AMYLIUM NITROSUM 4 CH - 3 granules, matin et soir.

• *Si vous êtes un peu forte,* que les bouffées de chaleur vous atteignent plutôt au niveau du visage et que vous avez tendance à faire de la couperose :
AURUM METALLICUM 5 CH - 3 granules, matin et soir.

NOTRE CONSEIL

Si vous souffrez de bouffées de chaleur, évitez d'absorber des aliments excitants, comme les épices, le café, ne prenez pas de repas trop riches, ne buvez que très peu d'alcool.

• *Si votre mal de tête s'accompagne de battements* et d'une sensation de serrement qui se retrouve au niveau du cœur, comme s'il était pris dans un étau, votre bras gauche étant douloureux :
CACTUS GRANDIFLORUS 5 CH.- 3 granules, matin et soir.

• *Si vous avez l'impression que votre tête est prête à exploser* que vous souffrez de bouffées de chaleur et de battements violents dans les artères du crâne et du cou :
GLONOINE 5 CH - 3 granules, matin et soir.

• *Si vous éprouvez une sensation de chaleur qui monte du bas des reins dans la nuque*, de brûlure au niveau des épaules, ces sensations s'accompagnant d'hypertranspiration de la paume des mains :
PHOSPHORUS 5 CH - 3 granules, matin et soir.

Au cours de la ménopause

• *Si vos bouffées de chaleur, avec ou sans sueurs, entraînent une sensation d'angoisse :*
AMYLIUM NITROSUM 5 CH - 3 granules, matin et soir.

• *Si elles s'accompagnent de sensation de constriction cardiaque*, de suffocation et de sueurs abondantes :
LACHESIS 5 CH - 3 granules, matin et soir.

• *Si elles provoquent défaillance*, anxiété et sueurs froides aux extrémités, vous réveillant la nuit :
LILIUM TIGRINUM 5 CH - 3 granules, matin et soir.

• *Si vos joues sont rouges, brûlantes*, surtout du côté droit :
SANGUINARIA 5 CH - 3 granules, matin et soir.

• *Si vos bouffées de chaleur, s'accompagnent de vertiges* le matin en vous levant :
SEPIA 5 CH - 3 granules, matin et soir

BOULE A LA GORGE (Sensation de)

C'est la sensation d'une boule au niveau de l'œsophage. Cette boule se retrouve lors de manifestations d'anxiété, et on peut avoir l'impression qu'elle remonte le long de l'œsophage.

Traitement

• *Si vous avez la gorge serrée*, comme si un corps étranger, une "boule", montait de l'estomac, que cette sensation s'aggrave à la moindre émotion, la moindre contrariété, et qu'elle s'améliore par la déglutition :
IGNATIA 7 CH - 3 granules, le matin.

• *En cas de contraction spasmodique de la gorge*, entraînant une remontée de liquide :
HYOSCIAMUS 5 CH - 3 granules, le soir, en alternance avec
ASA FŒTIDA 5 CH

BOURDONNEMENTS D'OREILLES

Traitement
Lorsque les bourdonnements s'accompagnent d'hypertension artérielle :
BARYTA CARBONICA 5 CH - 3 granules, le matin
AURUM METALLICUM 5 CH - 3 granules, le soir

Lorsque les bourdonnements s'accompagnent d'une tendance à l'hypotension artérielle :
• *Si les bourdonnements surviennent à la suite de la perte de liquides organiques,* et s'accompagnent d'une hypersensibilité aux bruits :
CHINA 5 CH - 3 granules par jour.

• *Si vos bourdonnements d'oreilles se situent surtout à gauche,* s'accompagnent d'une intense fatigue et que les bruits soudains vous font sursauter :
KALIUM PHOSPHORICUM 5 CH - 3 granules par jour.

• *Si vos bourdonnements d'oreilles s'accompagnent d'intolérance à la musique,* votre audition étant diminuée, surtout à droite et le soir, et s'atténuent lorsque vous êtes allongé :
PHOSPHORICUM ACIDUM 5 CH - 3 granules par jour.

BRONCHITES

Il s'agit d'une inflammation des bronches, d'origine virale ou bactérienne, qui se traduit par toux, crachat et fièvre.

Traitement

Bronchite aiguë

• *Si votre toux vous oppresse,* que vous éprouvez des douleurs brûlantes dans la poitrine qui vous obligent à vous asseoir dans votre lit pour faciliter le rejet de crachats :
PHOSPHORUS 7 CH - 5 granules, 1 fois.

• *Si votre toux sèche, en quintes, est aggravée par le moindre mouvement,* en passant du froid au chaud, ou en respirant profondément, et améliorée par le repos absolu, qu'elle s'accompagne de douleurs aiguës et lancinantes dans la poitrine et dans la tête atténuées par la pression forte :
BRYONIA 7 CH - 5 granules 1 fois, 1 heure après PHOSPHORUS.

• *Si votre toux violente, brusque, suffocante, sans rejet de crachat, est accompagnée de nausées persistantes et de vomissements :*
IPECA 5 CH - 3 granules, toutes les 2 heures.

AVERTISSEMENT

La perception de bourdonnements d'oreilles doit amener à consulter son médecin traitant, car ils peuvent être le signe avant-coureur d'une pathologie plus profonde (hypertension artérielle, artériosclérose, troubles neurologiques, troubles circulatoires, etc...)
Le traitement homéopathique aidera simplement à traiter le symptôme. Les quelques conseils que nous donnons ne doivent pas remplacer une consultation.

NOTES

NOTRE CONSEIL
Selon les normes définies par l'Organisation Mondiale de la Santé, une bronchite est dite chronique, lorsqu'elle apparaît deux ans de suite, pendant trois mois consécutifs.

AVERTISSEMENT
La gravité d'une brûlure est fonction de sa profondeur et plus encore de son étendue. Au delà de 10 % de la surface corporelle, l'hospitalisation est nécessaire.

Bronchite chronique

Pendant la période hivernale :
- *En cas de bronchite chronique,* avec toux violente, crachats épais, la toux étant aggravée lorsque vous êtes couché, et s'accompagnant d'une sensation de faiblesse dans la poitrine :
SILICEA 7 CH - 3 granules au réveil, les jours pairs.
- *En cas de toux violente, de crachats,* de douleur irradiant dans le dos, la toux étant aggravée le soir, vers 2/3 h du matin, après avoir mangé ou bu mais améliorée losque vous êtes couché, au chaud dans votre lit. :
KALIUM BICHROMICUM 7 CH - 3 granules au réveil les jours impairs.
- *En cas de toux sèche, continue et brutale,* de respiration bruyante, les crachats étant difficiles à rejeter :
SENEGA 5 CH - 3 granules le matin.

BRULURES

Traitement

La brûlure cutanée, quelle que soit sa gravité, doit toujours être nettoyée soigneusement avant de faire un pansement.
Pour cela, vous laverez la plaie avec :
CALENDULA T.M - à raison de 20 gouttes dans un verre d'eau bouillie.

Brûlures à plaques rouges sans cloques

- *Si les douleurs aiguës, piquantes et brûlantes, sont aggravées par la chaleur et le repos,* et améliorées par le froid et le mouvement :
APIS MELLIFICA 5 CH - 3 granules, matin et soir.
- *Si la peau est rouge* et qu'il n'y a pas d'œdème, si la douleur est aggravée par le toucher et les applications froides :
URTICA URENS 5 CH - 3 granules, matin et soir.
- *Lorsqu'il y a tendance à la suppuration* et pour éviter une surinfection :
PYROGENIUM 5 CH - 3 granules, matin et soir.

Brûlures avec cloques

- *En cas de grosses cloques* remplies de liquide, qui provoquent une douleur brûlante aggravée par le toucher et améliorée par les applications froides :
CANTHARIS 5 CH - 3 granules, matin et soir.

• *Si la peau est rouge, enflée, couverte de vésicules brûlantes* qui démangent, ces démangeaisons étant aggravées par le froid, les compresses humides et le repos mais améliorées par la chaleur, le contact d'un tulle gras et le mouvement :
RHUS TOXICODENDRON 5 CH - 3 granules, matin et soir.

CALCUL

Voir : *COLIQUE NÉPHRÉTIQUE, LITHIASE URINAIRE, VÉSICULE BILIAIRE.*

CALLOSITE

C'est un épaississement de la peau, dur, localisé le plus souvent au niveau de la plante des pieds ou de la paume des mains. Les callosités sont également appelées des durillons.

Traitement

• *En cas d'épaississement durci, douloureux et très sensible* au toucher, amélioré par les bains chauds :
ANTIMONIUM CRUDUM 5 CH - 3 granules, 1 fois par jour (ce médicament est particulièrement indiqué pour les blanchisseuses ou pour les personnes qui ont souvent les mains dans l'eau froide)

• *En cas de cicatrices chéloïdes* (qui forment une boursouflure épaisse) avec peau sèche, ongles déformés et durs :
GRAPHITES 5 CH - 3 granules, 1 fois par jour.

• *En cas de callosités sensibles et douloureuses* au toucher, grossissant rapidement, les douleurs s'atténuant avec des applications humides chaudes :
RADIUM BROMATUM 5 CH - 3 granules, 1 fois par jour.

CATARACTE

Voir : *ŒIL.*

CAUCHEMARS

Pour être pris en considération, il faut que les cauchemars soient assez courants et fréquents dans leur caractère ou leur objet. Certains médicaments homéopathiques vous aideront dans le cas de quelques cauchemars très caractéristiques.

Traitement

• *Si vous êtes parfois déprimé,* parfois au contraire excité et que vous avez des cauchemars horribles qui vous laissent une impression persistante :
CENCHRIS CONTORTRI 9 CH - 3 granules, 1 fois par jour.

• *Si vos cauchemars tournent autour du thème de la mort :*
KALIUM BROMATUM 9 CH - 3 granules, 1 fois par jour.

• *Si vous rêvez de voleurs* avec, quand vous vous réveillez, l'impression que le voleur est dans la maison :
NATRUM MURIATICUM 9 CH - 3 granules, 1 fois par jour.

- *Si vous êtes plutôt maigre,* déprimé, que vous avez tendance à avoir la peau sèche et que vous rêvez de voleurs et de mort :
ALUMINA 9 CH - 3 granules,1 fois par jour.
- *En cas de cauchemar consécutif à un traumatisme moral :*
ARNICA 9 CH - 3 granules 1 fois par jour.
- *En cas de cauchemar de chute,* en général d'un lieu élevé, ou de cauchemar de cadavres :
THUYA 9 CH - 3 granules, 1 fois par jour.
- *En cas de cauchemar de serpents ou de bêtes horribles :*
LAC CANINUM 9 CH - 3 granules,1 fois par jour.
- *En cas de cauchemar terrifiant,* qui revient une nuit sur deux :
CHINA 9 CH - 3 granules, 1 fois par jour.
- *Si vous ne vous souvenez pas de vos cauchemars au réveil :*
CHELIDONIUM 9 CH - 3 granules, 1 fois par jour.

CELLULITE

La cellulite est l'inflammation des tissus cellulaires; on emploie habituellement ce mot pour désigner la cellulite sous-cutanée, particulière à la femme et le plus souvent localisée au bassin et aux cuisses. Elle est caractérisée par un épaississement de la peau, de sa consistance, de sa sensibilité au pincemement. On parle souvent de "peau d'orange".

Traitement

L'homéopathie permettra de freiner l'évolution de la cellulite, voire de la faire régresser. Le traitement repose sur des médicaments de terrain que prescrira le médecin homéopathe et sur un certain nombre de médicaments d'action locale.

Les médicaments d'action locale :

- *Dans le cas d'une infiltration durcie du tissu cellulaire sous-cutané* surtout aux jambes, la peau étant dure et très sensible au toucher, les symptômes s'aggravant par le froid et le temps orageux mais s'améliorant par la chaleur :
BADIAGA 5 CH - 3 granules, 1 fois par jour.
- *Dans les cas d'œdèmes chroniques* et luisants des membres inférieurs qui provoquent une douleur tendant à s'aggraver par temps humide et à s'améliorer à la chaleur :
KALIUM MURIATICUM 5 CH - 3 granules, 1 fois par jour.
- *Dans le cas d'une cellulite douloureuse* si vous êtes atteint de goutte ou si vous souffrez de calculs rénaux :
OXALICUM ACIDUM 5 CH - 3 granules, 1 fois par jour.

NOTRE CONSEIL
Il est recommandé dans ce domaine de penser à la prévention : massages, gymnastique appropriée, natation, balnéothérapie...

• *Dans le cas d'un œdème cellulitique* si dur que le doigt n'y laisse pas de dépression :
DORYPHORA 5 CH - 3 granules, 1 fois par jour.

CEPHALEE

Voir aussi : MIGRAINE

Il s'agit du mal de tête qui peut revêtir des aspects très variés.

Traitement

Céphalées dues à des abus de boissons toxiques

Par abus de vin et d'alcool :

• *En cas de sensation de "gueule de bois"* qui s'accompagne d'une lourdeur à l'estomac et de somnolence :
NUX VOMICA 5 CH voire 7 CH - 3 granules, plusieurs fois par jour.

Par abus de thé ou de café :
PAULLINIA SORBILIS 5 CH voire 7 CH - 3 granules, plusieurs fois par jour.

• *Pour les buveurs de café,* en cas d'intolérance à la douleur et d'agitation :
COFFEA 5 CH, voire 7 CH - 3 granules, plusieurs fois par jour.

• *Pour les buveurs de thé,* dans le cas d'insomnie accompagnée d'agitation et de cauchemars lors de l'endormissement :
THEA 5 CH, voire 7 CH - 3 granules, plusieurs fois par jour.

Par abus de bière :

• *Lorsque les céphalées s'accompagnent d'une sensation de lourdeur frontale* que des applications froides et la survenue d'une diarrhée peuvent améliorer :
ALŒ 5 CH, voire 7 CH - 3 granules, plusieurs fois par jour.

Céphalées dues au manque d'air

• *En cas de sensation de lourdeur frontale s'accompagnant d'une congestion* qui s'améliore lorsque l'on s'aère :
CARBO VEGETABILIS 5 CH, voire 7 CH - 3 granules, plusieurs fois par jour.

• *En cas de céphalée frontale et congestive, souvent unilatérale que la chaleur et le travail intellectuel aggravent* et que le frais améliore :
PULSATILLA 5 CH, voire 7 CH - 3 granules, plusieurs fois par jour.

Céphalées dues à des abus alimentaires

• *En cas d'abus d'aliments gras* avec sensation de pesanteur à l'estomac, la langue étant très chargée, blanche, la personne étant en général affamée et de très mauvaise humeur, sa céphalée étant aggravée par la chaleur :

ANTIMONIUM CRUDUM 5 CH, voire 7 CH - 3 granules, plusieurs fois par jour.
- *Pour les abus alimentaires des gourmets* avec céphalée occipitale et frontale, pesante que des applications froides et le sommeil améliorent :
NUX VOMICA 5 CH, voire 7 CH - 3 granules, plusieurs fois par jour.

Céphalées dues à la constipation

- *Quand la céphalée apparaît avec la constipation :*
ALUMINA 5 CH, voire 7 CH - 3 granules, plusieurs fois par jour.
- *En cas de céphalée frontale irradiée à l'occiput* avec douleur du globe oculaire chez un constipé à selles sèches, très dures et foncées :
BRYONIA 5 CH, voire 7 CH - 3 granules, plusieurs fois par jour.

Céphalées dues à des troubles circulatoires

Si vous êtes hypertendu :
- *Si vous êtes autoritaire,* souvent irritable et que vos céphalées s'accompagnent de bouffées de chaleur, de congestion, de rougeurs du visage et s'aggravent la nuit :
AURUM METALLICUM 5 CH, voire 7 CH - 3 granules, plusieurs fois par jour.
- *En cas de congestion céphalique violente et brusque* avec sensation de battements, de pulsation et rougeur du visage :
GLONOINUM 5 CH, voire 7 CH - 3 granules, plusieurs fois par jour.
- *Quand survient brusquement une céphalée battante,* dont le rythme suit celui du pouls, qui s'accompagne d'une rougeur du visage, de chaleur rayonnante, que le bruit, la lumière, les secousses et la tête penchée en avant aggravent et que l'obscurité et la tête penchée en arrière améliorent :
BELLADONNA 5 CH, voire 7 CH - 3 granules, plusieurs fois par jour.

Autour des règles :

- *Avant et après les règles,* quand la céphalée est d'autant plus forte que l'écoulement menstruel est plus abondant et s'accompagne souvent de douleurs abdominales, chez une femme bavarde, un peu nerveuse, qui a parfois mal au dos :
ACTAEA RACEMOSA 5 CH, voire 7 CH - 3 granules, plusieurs fois par jour.
- *En cas de céphalée congestive,* le plus souvent unilatérale qui s'accompagne d'une sensation de chaleur dans la tête et que le plein air améliore, chez une femme au caractère doux, pleurant facilement et présentant des règles en retard et peu abondantes :

CYCLAMEN 5 CH, voire 7 CH - 3 granules, plusieurs fois par jour.
• *En cas de céphalée congestive que la chaleur aggrave* et que l'air frais améliore, qui disparaît à l'arrivée des règles chez une femme très bavarde :
LACHESIS 5 CH, voire 7 CH - 3 granules, plusieurs fois par jour.
• *Quand la céphalée survient surtout avant les règles* et s'accompagne d'une névralgie faciale et de douleurs lombaires chez une femme qui paraît hautaine :
PLATINA 5 CH, voire 7 CH - 3 granules, plusieurs fois par jour.
• *Quand la céphalée survient avant, pendant et après les règles* (mais surtout après) chez une femme triste et déprimée et s'accompagne d'une sensation de pesanteur au bas ventre :
SEPIA 5 CH, voire 7 CH - 3 granules, plusieurs fois par jour.

Céphalées dues à des troubles digestifs

• *Quand la céphalée revient périodiquement,* tous les jours, le week-end ou le jour du repos hebdomadaire et s'accompagne (ou est précédée) de troubles de la vue et de vomissements très acides :
IRIS VERSICOLOR 5 CH, voire 7 CH - 3 granules, plusieurs fois par jour.
• *En cas de céphalée, située au-dessus de l'œil droit,* qui s'accompagne de douleurs pointues, de nausée et vomissements et que la pression locale améliore :
KALIUM BICHROMICUM 5 CH, voire 7 CH - 3 granules, plusieurs fois par jour.
• *En cas de céphalée frontale, surtout du côté droit,* avec endolorissement des globes oculaires, ou de céphalée occipitale irradiée à la nuque et à l'épaule droite, accompagnée d'une sensibilité hépatique, d'une langue jaunâtre, d'une mauvaise haleine et d'un goût amer dans la bouche :
CHELIDONIUM 5 CH, voire 7 CH - 3 granules, plusieurs fois par jour.
• *Quand survient chez une personne qui souffre du foie,* plutôt constipée, une céphalée occipitale ou frontale et que des applications froides améliorent nettement :
LAC DEFLORATUM 5 CH, voire 7 CH - 3 granules, plusieurs fois par jour.
• *Quand survient chez une personne nerveuse une céphalée frontale et occipitale* que le réveil, les repas ou les abus alimentaires aggravent et qu'une sieste après le repas améliore :
NUX VOMICA 5 CH, voire 7 CH - 3 granules, plusieurs fois par jour.
• *En cas de céphalée occipitale qui s'aggrave le matin* et s'accompagne d'une douleur du foie :
JUGLANS CINEREA 5 CH, voire 7 CH - 3 granules, plusieurs fois par jour.

- *En cas de céphalée occipitale avec douleur du foie* que le soir et l'ingestion de graisses aggravent :
JUGLANS REGIA 5 CH , voire 7 CH - 3 granules, plusieurs fois par jour.
- *Quand une céphalée congestive frontale survient chez une personne présentant un ballonnement abdominal* important, des gargouillements, souvent de la diarrhée et des hémorroïdes saillantes et que la douleur frontale est nettement améliorée par les applications froides et après une diarrhée :
ALŒ 5 CH, voire 7 CH - 3 granules, plusieurs fois par jour.

Céphalées chez les asthéniques

Ce sont des personnes hypersensibles, fragiles, souvent maigres chez lesquelles les ennuis, les contrariétés, la baisse de l'état général provoquent souvent des céphalées.
- *Quand la céphalée survient à la suite d'une contrariété,* s'accompagne d'une sensation de clou enfoncé dans la tête et est aggravée par les odeurs, en particulier le tabac et le café :
IGNATIA 5 CH, voire 7 CH - 3 granules, plusieurs fois par jour.
- *En cas de céphalée surtout occipitale et orbitaire chez des écoliers,* étudiants ou sujets intellectuellement surmenés :
KALIUM PHOSPHORICUM 5 CH, voire 7 CH - 3 granules, plusieurs fois par jour.
- *En cas de céphalée pesante au sommet de la tête* ou à l'occiput chez des étudiants épuisés mais surtout chez des adolescents maigres, longilignes, fatigués par une croissance trop rapide ou une maladie longue ou encore par des chagrins importants et des excès de travail :
PHOSPHORICUM ACIDUM 5 CH, voire 7 CH - 3 granules, plusieurs fois par jour.
- *Quand la céphalée s'accompagne de bouffées congestives,* avec sensation de martèlement et s'améliore au grand air et par la pression, chez une personne anémiée :
FERRUM METALLICUM 5 CH, voire 7 CH - 3 granules, plusieurs fois par jour.
- *En cas de céphalée temporale battante qui s'aggrave à la chaleur* et au soleil, chez une personne maigre, triste, et recherchant la solitude :
NATRUM MURIATICUM 5 CH, voire 7 CH - 3 granules, plusieurs fois par jour.
- *Quand une céphalée d'origine émotive survient chez une personne anxieuse* et nerveuse et s'accompagne d'une sensation d'augmentation de volume de la tête et s'améliore par un bandeau fortement serré :
ARGENTUM NITRICUM 5 CH, voire 7 CH - 3 granules, plusieurs fois par jour.

• *En cas de céphalée occipitale ou générale,* précédée de troubles de la vue chez un émotif, sujet au trac :
GELSEMIUM 5 CH, voire 7 CH - 3 granules, plusieurs fois par jour.
• *En cas de céphalée congestive qui s'accompagne d'une chaleur brûlante* semblant monter d'entre les omoplates et d'une sensation de faim avant ou pendant la migraine, d'accès d'angoisse et de désir de compagnie :
PHOSPHORUS 5 CH, voire 7 CH - 3 granules, plusieurs fois par jour.
• *Pour les personnes asthéniques, maigres, maladives,* excessivement frileuses qui ont une migraine frontale ou occipitale précédée d'une grande sensation de bien-être :
PSORINUM 5 CH, voire 7 CH - 3 granules, plusieurs fois par jour.
• *Quand la migraine frontale ou occipitale survient chez des personnes faibles,* déminéralisées, très frileuses et peut s'améliorer par la chaleur :
SILICEA 5 CH, voire 7 CH - 3 granules, plusieurs fois par jour (surtout pendant la migraine).

Quelques cas très précis de localisation ou de périodicité
• *En cas de céphalée droite,* commençant à l'occiput et venant se fixer au-dessus de l'œil droit, congestive avec rougeur circonscrite des joues et périodique :
SANGUINARIA 5 CH, voire 7 CH - 3 granules, plusieurs fois par jour (tous les 8 jours).
• *En cas de céphalée gauche,* commençant à l'occiput et venant se fixer au-dessus de l'œil gauche, suivant la courbe solaire :
SPIGELIA 5 CH, voire 7 CH - 3 granules, plusieurs fois par jour.
• *En cas de céphalée revenant périodiquement toujours à la même heure :*
CEDRON 5 CH, voire 7 CH - 3 granules, plusieurs fois par jour.
• *En cas de céphalée occipitale s'étendant au sommet de la tête* et aux yeux avec douleurs oculaires :
PARIS QUADRIFOLIA 5 CH, voire 7 CH - 3 granules, plusieurs fois par jour.

CERVICALGIE (Douleur de la nuque)

Voir aussi : TORTICOLIS.

Les cervicalgies sont des douleurs de la nuque.
Qu'elles soient d'origine arthrosique ou traumatique (par exemple un torticolis aigu), avec plus ou moins de déformation, l'homéopathie permet un soulagement rapide de ces douleurs cervicales.

Traitement
• *En cas de douleur avec contracture et raideur,* surtout de la troisième vertèbre cervicale à la troisième vertèbre dorsale que le froid humide, le mouvement et le toucher améliorent et que la chaleur locale aggrave :
ACTAEA RACEMOSA 5 CH - 3 granules, 2 à 3 fois par jour.
• *En cas de douleur au niveau des deux premières vertèbres cervicales :*
CAESIUM 5 CH - 3 granules, 2 à 3 fois par jour.
• *En cas de douleur de toute la colonne cervicale* qui s'aggrave la nuit et au lever et s'améliore lorqu'on s'étire et qu'on prend des bains chauds :
RADIUM BROMATUM 5 CH - 3 granules, 2 à 3 fois par jour.
• *En cas de raideur douloureuse de la colonne cervicale irradiant au membre supérieur gauche* provoquant une névralgie vers le bras gauche :
RHODIUM 5 CH - 3 granules, 2 à 3 fois par jour.
• *En cas de douleurs articulaires et musculaires* qui s'aggravent surtout avant l'orage et par temps froid et humide et s'améliorent après l'orage et en bougeant :
RHODODENDRON 5 CH - 3 granules, 2 à 3 fois par jour.
• *Quand les douleurs surviennent après un effort brusque* ou un "faux mouvement", s'aggravent au repos, les premiers mouvements étant raides et s'améliorant nettement :
RHUS TOXICODENDRON 5 CH - 3 granules, 2 à 3 fois par jour.
• *En cas de douleurs des vertèbres cervicales qui s'accompagnent de craquements lorsqu'on remue la tête :*
NICCOLUM 5 CH - 3 granules, 2 à 3 fois par jour.

CHAGRIN

Voir aussi : DÉPRESSION.
Les suites de chagrin peuvent entraîner des états dépressifs.

Traitement
• *Quand, à la suite d'un chagrin ou d'émotions, vous êtes triste,* oppressé, vous ressentez le besoin de bâiller et de pousser des soupirs qui avec la sensation d'une boule à la gorge :
IGNATIA 9 CH - 3 granules, 1 fois par jour.
• *Si vous vous trouvez dans un état dépressif* qui provoque une grande émotivité et une grande impressionnabilité :
AMBRA GRISEA 9 CH - 3 granules, 1 fois par jour.
• *Quand, après des chagrins longuement concentrés, le malade se trouve dans un état dépressif* accompagné de pleurs aggravés par la consolation :

NOTES

NATRUM MURIATICUM 9 CH - 3 granules, 1 fois par jour.
• *Si vous pleurez en parlant de votre chagrin* et si vous vous trouvez dans un état d'épuisement physique et cérébral, incapable de réfléchir :
KALIUM PHOSPHORICUM 9 CH - 3 granules, 1 fois par jour.
• *Quand à la suite d'un chagrin très profond, vous vous trouvez dans un état d'épuisement complet* et de dépression profonde :
PHOSPHORICUM ACIDUM 9 CH - 3 granules, 1 fois par jour.

CHALAZION

Voir : ŒIL

CHALEUR

Coup de chaleur

Traitement

• *Si votre peau est sèche,* votre visage rouge quand vous êtes couché mais pâle quand vous êtes assis, si vous êtes agité et anxieux avec un maximum vers minuit :
ACONITUM NAPELLUS 5 CH - 3 granules, toutes les 1/2 jusqu'à amélioration.
• *En cas de transpiration,* de peau rouge avec chaleur rayonnante et de mydriase (dilatation permanente de la pupille) :
BELLADONNA 5 CH - 3 granules toutes les 1/2 jusqu'à amélioration.

Insolation et coup de soleil

Les médicaments sont les mêmes, si ce n'est que pour un coup de soleil débutant, quand la peau est rosée, œdémateuse, très sensible au toucher avec des douleurs piquantes améliorées par les applications froides vous prendrez :
APIS MELLIFICA 5 CH - 3 granules toutes les 1/2 jusqu'à amélioration

CHEVEUX (Chute des) OU ALOPECIE

La chute totale ou partielle des cheveux ou des poils est un phénomène qui touche plus souvent les hommes que les femmes. La cause en est difficile à déterminer, elle est souvent héréditaire. Les médicaments allopathiques ne font que retarder l'échéance.
L'homéopathie choisit le traitement à partir des causes de l'alopécie et des symptômes généraux que présente le patient, les signes locaux n'intervenant qu'à titre secondaire. D'assez bons résultats peuvent être obtenus dans le cas d'alopécie récente et bénigne; par contre ils

---

AVERTISSEMENT

Chez le nourrisson, le coup de chaleur peut être très grave et il faut d'urgence appeler son médecin qui procédera, éventuellement à une réhydratation en milieu hospitalier spécialisé.

AVERTISSEMENT

*La chute des cheveux peut être un signe de mauvais état général.
Il faut donc consulter votre médecin.*

seront nuls dans les cas anciens et dans les formes qui amènent rapidement la calvitie.

Traitement
Sous réserve de la prescription de votre médecin le schéma thérapeutique suivant peut donner quelques résultats.
Prenez tous les jours :
SELENIUM 5 CH - 3 granules, 1/2 heure avant le déjeuner,
THALLIUM ACETICUM 5 CH - 3 granules au coucher.
Prenez le matin au réveil :
LACHESIS MUTUS 5 CH en alternance avec
AURUM METALLICUM 5 CH - 3 granules par jour.
Ce traitement est à poursuivre plusieurs mois avant que les premiers résultats ne se fassent sentir.
Vous pourrez tonifier le cuir chevelu matin et soir à l'aide d'une lotion composée à part égale de SUC DE CRESSON FRAIS et d'ALCOOL à 90°.
Cette action sera complétée par la prise quotidienne per linguale d'une ampoule de :
ZONE CUTANEE PILO SEBACEE 4 CH.

CHOC

Choc traumatique

- *Quand le choc s'accompagne d'une sensation de courbature,* de meurtrissure localisée ou généralisée et que le patient a des insomnies, à la recherche d'une bonne place pour son corps (le lit paraît trop dur) :
ARNICA 5 CH - 3 granules, 2 à 3 fois par jour.
- *En cas de sensation de courbature et meurtrissure localisée à la région traumatisée* surtout dans le cas de chocs dans la région pelvienne et des seins :
BELLIS PERENNIS 5 CH - 3 granules, 2 à 3 fois par jour.
- *Dans le cas d'"œil au beurre noir"* ou d'hématomes persistants et dans le cas de traumatismes par instruments piquants ou par piqûres d'insecte :
LEDUM PALUSTRE 5 CH - 3 granules, 2 à 3 fois par jour.
- *Pour les contusions nerveuses* ou les contusions d'une région richement innervée (extrémité des doigts par exemple) :
HYPERICUM 5 CH - 3 granules, 2 à 3 fois par jour.
- *Dans le cas de douleurs osseuses, périostiques ou articulaires* consécutives à un traumatisme ou une fracture et que le toucher accentue :
SYMPHYTUM 5 CH - 3 granules, 2 à 3 fois par jour

Choc moral

- *Quand le choc moral s'accompagne d'une faiblesse générale,* de tristesse, d'instabilité et de désir d'être seul :
ARNICA 15 CH - 3 granules, 1 fois par jour.
- *Quand le choc fait suite à de mauvaises nouvelles* ou à une peur et s'accompagne de tremblements, hébétude, abrutissement :
GELSEMIUM 15 CH - 3 granules, 1 fois par jour.
- *Quand le choc fait suite à de très grandes frayeurs,* très brutales, laissant le malade indifférent, à moitié inconscient, le visage rouge sombre, dans un état de torpeur :
OPIUM 15 CH - 3 granules, 1 fois par jour.

Choc opératoire

- *Systématiquement, quelle que soit l'intervention :*
ARNICA 5 CH - 3 granules, 1 à 2 fois par jour quelques jours avant l'intervention .
- *Et en prévention du choc opératoire lui-même :*
STRONTIANA CARBONICA 5 CH - 3 granules, 1 à 2 fois par jour quelques jours avant l'intervention.

CHOLECYSTITE

Voir : *VÉSICULE BILIAIRE.*

CHOLESTEROL

Traitement

L'homéopathie favorise efficacement la normalisation du taux de cholestérol, en particulier certains médicaments de terrain :
SULFUR, LYCOPODIUM, NUX VOMICA, SEPIA, CHOLESTERINUM.

NOTRE CONSEIL

L'augmentation du taux de cholestérol est un facteur de risque supplémentaire pour les maladies cardiovasculaires. Ce taux est à surveiller par des examens réguliers, annuels à partir de la quarantaine, systématiquement chez les femmes qui prennent la pilule contraceptive.
Un régime alimentaire est indispensable : évitez, voire supprimez les graisses d'origine animale ou les aliments riches en graisse animale, le jaune d'oeuf, les crustacés et le chocolat, les sucreries d'une façon générale. Diminuez votre consommation d'alcool.
Supprimez le tabac.

CICATRICES

L'homéopathie ne peut faire disparaître des cicatrices disgracieuses. En revanche, elle a un effet préventif des problèmes de cicatrisation chez les personnes qui y sont sensibles.

Traitement
• *Si vous avez tendance à faire des cicatrices chéloïdes* (boursouflures épaisses) prenez préventivement avant une intervention :
GRAPHITES 5 CH - 3 granules, 1 fois par jour.
• *Lorsqu'une ancienne cicatrice devient douloureuse et dure* (une vieille brûlure, par exemple) et que la douleur s'aggrave par temps froid et sec :
CAUSTICUM 5 CH - 3 granules, 1 fois par jour.
• *En cas de cicatrices qui deviennent rouges,* qui démangent à la chaleur et ont tendance à devenir chéloïdiennes :
FLUORICUM ACIDUM 5 CH - 3 granules, 1 fois par jour.
• *En cas de cicatrices indurées ou chéloïdiennes ni douloureuses,* ni rouges, chez une personne faible, maigre et très frileuse :
SILICEA 5 CH - 3 granules, 1 fois par jour.

COLERE

La colère est une réponse émotionnelle, personnelle, brusque, à diverses anxiétés ou à un sentiment d'insécurité.
Elle se caractérise par de petites (voire de grosses) manifestations désagréables pour l'entourage.

Traitement
Quelques médicaments pourront apaiser ces excès :
• *En cas de colères violentes* accompagnées de bouffées de congestion chez un mélancolique :
AURUM de 9 à 15 CH - 3 granules, 1 à 2 fois par jour.
• *Quand le patient est en dépression intellectuelle* et mentale, sursaturé, perd la mémoire et que les colères s'accompagnent de grossiéretés :
ANACARDIUM ORIENTALE de 9 à 15 CH - 3 granules, 1 à 2 fois par jour.
• *Quand la colère provoque des douleurs crampoïdes,* névralgiques ou spasmodiques très violentes :
COLONCYNTHIS de 9 à 15 CH - 3 granules, 1 à 2 fois par jour.
• *Quand les colères et l'instabilité surviennent au cours d'une maladie aiguë* et s'accompagnent du désir de rester seul :
BRYONIA de 9 à 15 CH - 3 granules, 1 à 2 fois par jour.

- *Chez les enfants capricieux et coléreux* qui se calment en étant portés, bercés, ou promenés en voiture :
CHAMOMILLA de 9 à 15 CH - 3 granules, 1 à 2 fois par jour.
- *En cas d'irritabilité plus accentuée au réveil* et s'accompagnant de colères mal extériorisées chez une personne manquant de confiance en elle :
LYCOPODIUM de 9 à 15 CH - 3 granules, 1 à 2 fois par jour.
- *En cas de colères fréquentes et soudaines* provoquées souvent par des choses futiles et passant très vite chez une personne très active, intoxiquée (tabac, alcool, repas) et intolérante à la contradiction :
NUX VOMICA de 9 à 15 CH - 3 granules, 2 à 3 fois par jour.
- *En cas de colères très longtemps contenues* entraînant des symptômes physiques (douleurs abdominales, troubles génito-urinaires) puis de la susceptibilité et de l'irascibilité.
STAPHYSAGRIA de 9 à 15 CH - 3 granules, 1 à 2 fois par jour.
- *En cas de colères violentes avec envie de briser tout ce qui se trouve à portée de main :*
CIMEX de 9 à 15 CH - 3 granules, 1 à 2 fois par jour.
- *En cas de colères très violentes* avec tendance à la grossièreté et troubles de l'élocution pendant la colère :
CEREUS SERPENTINA de 9 à 15 CH - 3 granules, 1 à 2 fois par jour.
- *En cas de colères folles avec besoin de briser mais aussi de frapper :*
PULEX de 9 à 15 CH - 3 granules, 1 à 2 fois par jour.

COLIBACILLOSE

Voir : CYSTITE

C'est l'ensemble des troubles résultant de l'infection chronique par le colibacille (essentiellement des troubles urinaires et digestifs), plus fréquente chez la femme.

Traitement

- *Quand la colibacillose s'accompagne d'un état de faiblesse générale* plus accentué le matin avec baisse de mémoire :
SERUM ANTICOLIBACILLAIRE 7 ou 9 CH - 1 dose, 1 fois par semaine.
- *Dans le cas d'urines troubles et de mauvaise odeur* et d'une sensibilité douloureuse de la région rénale, associée à une lenteur digestive et à une faiblesse physique et mentale :
COLIBACILLINUM en 4 ou 5 CH - 3 granules, 1 fois par jour ou tous les 2 jours.

COLIQUE HEPATIQUE

Voir : VÉSICULE BILIAIRE

COLIQUE INTESTINALE

Il s'agit de douleurs spasmodiques intestinales, plus particulièrement du colon ou plus généralement abdominales. L'avantage des médicaments homéopathiques réside dans le fait qu'ils ne masqueront pas une pathologie sous-jacente, en particulier chirurgicale.
La persistance d'une douleur ou son intensité doit vous conduire à consulter votre médecin.

AVERTISSEMENT

La persistance d'une douleur ou son intensité doit vous conduire à consulter votre médecin.

Traitement
- *Quand les douleurs violentes après un coup de froid sur le ventre s'accompagnent d'agitation et d'anxiété :*
ACONITUM NAPELLUS 5 CH - 3 granules, plusieurs fois par jour.
- *En cas de douleurs soudaines,* disparaissant brusquement, aggravées par la secousse et améliorées quand le malade est couché sur le ventre :
BELLADONNA 5 CH - 3 granules, plusieurs fois par jour.
- *En cas de coliques chez les enfants* et les nourrissons qui ne tolèrent pas la douleur; si les coliques s'améliorent quand l'enfant est porté, bercé ou promené en voiture :
CHAMOMILLA 5 CH - 3 granules, plusieurs fois par jour.
- *Quand la douleur s'aggrave au moindre effleurement,* s'améliore par la pression forte et s'accompagne d'un ballonnement important non amélioré par l'émission de gaz :
CHINA 5 CH - 3 granules, plusieurs fois par jour.
- *En cas de douleurs crampoïdes qui s'améliorent à la chaleur,* la pression forte ou quand le patient est plié en deux; en cas de douleur déclenchée à la suite d'une colère ou après avoir pris froid par temps chaud :
COLOCYNTHIS 5 CH - 3 granules, plusieurs fois par jour.
- *En cas de violents spasmes intestinaux* avec un abdomen tendu et dur, en cas de douleurs aggravées au toucher, au froid et s'améliorant en buvant froid :
CUPRUM 5 CH - 3 granules, plusieurs fois par jour.
- *En cas de douleurs améliorées* quand le malade se tient bien étendu en se redressant en arrière :
DIOSCOREA 5 CH - 3 granules, plusieurs fois par jour.
- *Quand les douleurs se déclenchent à la suite d'une exposition au temps froid et humide :*
DULCAMARA 5 CH - 3 granules, plusieurs fois par jour.
- *En cas de spasmes intestinaux,* surtout de la région appendiculaire, qui s'améliorent en mangeant faisant suite à une contrariété :
IGNATIA 5 CH - 3 granules, plusieurs fois par jour.

NOTES

AVERTISSEMENT

Il est absolument nécessaire de consulter son médecin.

• *En cas de douleurs dues au ballonnement post-prandial* (après la digestion) avec digestion lente et amélioration par l'émission de gaz :
LYCOPODIUM 5 CH - 3 granules, plusieurs fois par jour.

• *En cas de douleurs abdominales dues à la constipation* spasmodique avec faux besoins ou à une colique abdominale d'un patient qui a pris froid avec sensation de diarrhée imminente :
NUX VOMICA 5 CH - 3 granules, plusieurs fois par jour.

• *En cas de douleurs crampoïdes améliorées quand le patient est plié* en deux et par la chaleur
MAGNESIA PHOSPHORICA 5 CH - 3 granules, plusieurs fois par jour.

• *En cas de crises très douloureuses de spasmes intestinaux* avec sensation que les intestins sont noués et tirés vers le dos; l'abdomen est tendu, sa paroi est dure et très sensible :
PLUMBUM 5 CH - 3 granules, plusieurs fois par jour.

COLIQUE NEPHRETIQUE

C'est la douleur des voies urinaires mises en tension par la présence d'un calcul.
Il est absolument nécessaire de consulter son médecin.

Traitement

• *Quand la douleur survient brusquement et disparaît également brutalement* avec une grande sensibilité de la région rénale que les secousses aggravent; les urines sont rares :
BELLADONNA 5 CH - 3 granules, plusieurs fois par jour.

• *En cas de vive douleur réno-lombaire* à type de bouillonnement, en général gauche, grande sensibilité au toucher avec douleur irradiant le long de l'uretère jusqu'à la vessie. Dépôt de couleur rouge brique dans l'urine :
BERBERIS 5 CH - 3 granules, plusieurs fois par jour.

• *Pour les personnes pâles, fortes,* trapues, lentes, calmes et obstinées :
CALCAREA CARBONICA 5 CH - 3 granules, plusieurs fois par jour.

• *En cas de douleur améliorée* quand le patient se plie en deux, par la chaleur et la pression forte avec forte irritabilité due à la douleur :
COLOCYNTHIS 5 CH - 3 granules, plusieurs fois par jour.

• *En cas de douleurs crampoïdes irradiées aux testicules* qui s'améliorent quand le patient se redresse ou est penché en arrière :
DIOSCOREA 5 CH - 3 granules, plusieurs fois par jour.

• *En cas de douleur sourde de la région rénale droite* irradiant dans la vessie et s'accompagnant de mictions fréquentes et urgentes :
EQUISETUM 5 CH - 3 granules, plusieurs fois par jour.

• *En cas de lithiase rénale droite* (présence de calculs) accompagnée

d'une douleur irradiant à la vessie et de sédiment rouge dans les urines chez un malade maigre, irritable :
LYCOPODIUM 5 CH - 3 granules, plusieurs fois par jour.
• *En cas de douleurs crampoïdes très violentes* qui s'améliorent quand le malade est plié en deux et par la chaleur :
MAGNESIA PHOSPHORICA 5 CH - 3 granules, plusieurs fois par jour.
• *En cas de colique néphrétique droite* (en général), s'accompagnant de vomissements répétés et rapprochés, on observe du sable rouge dans l'urine après la crise :
OCIMUM CANUM 5 CH - 3 granules, plusieurs fois par jour.
• *En cas de besoin constant d'uriner*, s'accompagnant d'une douleur tout au long de l'uretère droit (en général), irradiée au gland, à l'aine et à la cuisse; le malade ne peut uriner qu'accroupi en poussant fortement; hématurie fréquente (urine sanglante) :
PAREIRA BRAVA 5 CH - 3 granules, plusieurs fois par jour.
• *En cas de colique néphrétique due à la migration d'un calcul* avec douleur urétrale violente en fin de miction et besoin fréquent d'uriner; le malade urine mieux debout :
SARSAPARILLA 5 CH - 3 granules, plusieurs fois par jour.
• *En cas de sensibilité des fosses lombaires* aggravée par le mouvement et la pression, améliorée en position couchée; les urines sont peu abondantes et foncées, les douleurs s'améliorent avec l'augmentation de l'émission de l'urine :
SOLIDAGO 5 CH - 3 granules, plusieurs fois par jour.

COLITE SPASMODIQUE (COLOPATHIE FONCTIONNELLE, COLON IRRITABLE)

C'est l'inflammation du colon. Elle se caractérise par des phénomènes douloureux accompagnés de flatulence (gaz) ainsi que de diarrhée, de constipation ou encore alternance des deux.

• Pour les personnes souffrant de flatulence (émission de gaz) :
Voir *AÉROPHAGIE*
• Pour les personnes souffrant de diarrhées :
Voir *DIARRHÉES*
• Pour les personnes souffrant de constipation :
Voir *CONSTIPATION*

COLONNE VERTEBRALE

Voir : *RACHIALGIE*.

NOTRE CONSEIL
Une hygiène alimentaire rigoureuse permet d'atténuer les effets des colites, évitez les viandes et les poissons gras ou en sauce, les pâtisseries grasses, les légumes secs, les crudités et les boissons gazeuses.

CONJONCTIVITE

Voir : ŒIL.

CONSTIPATION

Traitement

• *En cas d'absence totale d'envie* avec une grande sécheresse rectale qui oblige le sujet à de très gros efforts même si ce n'est que pour une selle molle; en cas de selles adhérentes comme de l'argile :
ALUMINA 5 CH - 3 granules, 1 fois par jour.

• *En cas de constipation sans envie;* les selles sont grosses ou en petits morceaux, très dures, foncées comme calcinées; la constipation s'accompagne de céphalées :
BRYONIA 5 CH - 3 granules, 1 fois par jour.

• *En cas de constipation et d'absence absolue d'envie;* les selles sont sèches, dures, petites et foncées et restent bloquées dans l'intestin où elles peuvent provoquer une occlusion :
OPIUM 5 CH - 3 granules, 1 fois par jour.

• *En cas de constipation avec de grosses selles sèches* et peu foncées accompagnées d'hémorroïdes externes, saignantes, douloureuses améliorées par les applications chaudes : bon médicament de constipation pendant la grossesse :
COLLINSONIA 5 CH - 3 granules, 1 fois par jour.

• *En cas de constipation atonique,* quand le patient peut rester plusieurs jours sans aller à la selle qui, quand elle est expulsée, est dure, volumineuse, en paquets enrobés de mucus
GRAPHITES 5 CH - 3 granules, 1 fois par jour.

• *En cas de constipation souvent consécutive à l'abus de laxatifs* sans besoin chez un patient amaigri, les selles étant souvent recouvertes d'un mucus jaunâtre :
HYDRASTIS 5 CH - 3 granules, 1 fois par jour.

• *En cas de constipation spasmodique et douloureuse,* apparaissant surtout lorsqu'on change ses habitudes, par exemple en voyage :
IGNATIA 5 CH - 3 granules, 1 fois par jour.

• *En cas de constipation spasmodique à type de spasme anal* avec envies fréquentes mais inefficaces, flatulence du bas ventre; les selles sont longues et effilées :
LYCOPODIUM 5 CH - 3 granules, 1 fois par jour.

• *En cas de désirs fréquents mais inefficaces d'aller à la selle* qui n'évacue que très peu de matière à la fois, laissant l'impression que le rectum n'est jamais vidé, quand la constipation s'accompagne d'hémorroïdes chez un sujet actif, abusant de café, alcool et tabac, à la digestion lente et à la somnolence post-prandiale (après le repas) :

AVERTISSEMENT

La constipation peut avoir de multiples causes dont une cause organique intestinale qu'il faudra repérer pour pouvoir la traiter: souvent l'abus de laxatifs complique le diagnostic. C'est pourquoi il peut être important de consulter un médecin surtout en cas de constipation d'aggravation récente, avant d'adopter soi-même un médicament.

Le respect d'une hygiène alimentaire (fruits, légumes, peu de féculents) ainsi que la pratique d'exercices physiques sont nécessaires pour éviter les troubles.

NUX VOMICA 5 CH - 3 granules, 1 fois par jour.
• *En cas de constipations douloureuses avec des selles très sèches,* s'émiettant en poussière à la marge de l'anus :
MAGNESIA MURIATICA 5 CH - 3 granules, 1 fois par jour.
• *En cas de constipation sans besoin et sans douleur apparaissant* aux changements d'habitude, par exemple en voyage et s'aggravant pendant les règles avec des selles adhérentes au rectum, le plus souvent chez une femme hautaine :
PLATINA 5 CH - 3 granules, 1 fois par jour.
• *En cas de constipation atonique,* quand les selles sont dures et sèches, expulsées avec difficulté laissant l'impression constante d'une balle bloquée dans le rectum, et une sensation de lourdeur du bas ventre, chez une femme triste, déprimée et indifférente à tout :
SEPIA 5 CH - 3 granules, 1 fois par jour.
• *En cas de manque de force expulsive du rectum* ("selles à ressort" qui sortent puis rentrent partiellement) chez un patient maigre, faible, agité et très frileux :
SILICEA 5 CH - 3 granules, 1 fois par jour.
• *En cas de constipation avec besoins fréquents* et douloureux mais inefficaces; les selles sont expulsées avec difficulté; le patient est souvent âgé, amaigri, affaibli et angoissé au crépuscule :
CAUSTICUM 5 CH - 3 granules, 1 fois par jour.

CONTRACTURE

C'est la contraction prolongée et involontaire de un ou plusieurs muscles sans lésions de la fibre musculaire.

Traitement

• *En cas de douleurs musculaires s'accompagnant de contractures* partielles, de raideur et d'hypersensibilité, que le froid humide, le mouvement et le toucher aggravent et que la chaleur locale améliore, localisées de façon préférentielle au niveau cervical :
ACTAEA RACEMOSA 5 CH - 3 granules, plusieurs fois par jour.
• *En cas de contracture des muscles extenseurs* (surtout le quadriceps) donnant le besoin de s'étirer (ce qui soulage immédiatement) et s'aggravant le matin au réveil :
ANGUSTURA 5 CH - 3 granules, plusieurs fois par jour
• *En cas de spasmes musculaires aggravés par le bruit* et accompagnés d'une hypersensibilité au toucher :
BRUCINUM 5 CH - 3 granules, plusieurs fois par jour.
• En cas de contracture et de raideur douloureuse des muscles ou des tendons autour d'une ou plusieurs articulations, surtout sur les muscles fléchisseurs. Le besoin de s'étirer s'accompagne d'une

douleur lors de l'extension et d'un soulagement à la fin et après l'extension :
CIMEX 5 CH - 3 granules, plusieurs fois par jour.

• *En cas de raideur et de contracture musculaire* de la colonne vertébrale chez une personne qui souffre de rhumatismes chroniques :
FRANCISCEA 5 CH - 3 granules, plusieurs fois par jour.

• *En cas de rigidité et de contracture des muscles* qui s'aggravent au moindre toucher et au moindre bruit et s'accompagnent d'une exagération des réflexes. Localisations préférentielles : mains (crampes des écrivains) cou et dos :
STRYCHNINUM 5 CH - 3 granules, plusieurs fois par jour.

CONVALESCENCE

L'état de convalescence se caractérise par une grande fatigue.
Nous parlerons des convalescences de maladie épuisante.

Traitement

• *En cas de grande faiblesse générale et d'inappétence,* surtout après des hémorragies :
CINNAMOMUM à prendre en D1 - 20 gouttes le soir.

• *Pour relancer l'appétit :*
ALFALFA associé à AVENA SATIVA en D1 - 20 gouttes le matin.

• *En cas de fatigabilité physique et cérébrale,* surtout chez des adolescents longilignes ayant une croissance très rapide ou après une maladie longue et épuisante :
CALCAREA PHOSPHORICA D3 - 1 mesure de poudre chaque matin.

• *Quand, dans un état d'épuisement cérébral* et physique, le patient est dans l'incapacité de réfléchir et se montre alors irritable :
KALIUM PHOSPHORICUM 7 ou 9 CH - 3 granules, 1 fois par jour.

• *Pour des états comparables à ceux de KALIUM PHOSPHORICUM* mais plus importants, caractérisés par une dépression plus profonde où le convalescent ne peut sortir de son état et se terre dans l'indifférence et le mutisme :
PHOSPHORICUM ACIDUM 7 ou 9 CH - 3 granules, 1 fois par jour.

• *En cas d'asthénie post-infectieuse avec sensation de lourdeur frontale et d'obnubilation cérébrale :*
SCUTELLARIA 4 ou 5 CH - 3 granules, 1 fois par jour.

• *En cas de sensation générale de courbature ou d'enraidissement musculaire que le mouvement aggrave et qui fait suite à une maladie infectieuse.* Bien indiqué dans les suites de grippe :
SARCOLACTIC ACID 7 ou 9 CH - 3 granules, 1 fois par jour.

• *En cas de maigreur, de grande frilosité,* de manque de vitalité, d'hypersensiblité physique, morale et émotive après de longs phénomènes suppuratifs :
SILICEA 9 CH - 3 granules, 1 fois par jour.
• *En cas d'épuisement vital s'accompagnant d'une grande frilosité,* de pâleur et froideur du corps, d'une tendance au bleuissement du visage et des extrémités et d'un besoin d'être éventé :
CARBO VEGETABILIS 9 CH - 3 granules, 1 fois par jour.

COQUELUCHE

La coqueluche est une maladie contagieuse de l'enfant. De nos jours, la pratique générale de la vaccination a rendu la coqueluche beaucoup plus rare, cependant elle réapparaît parfois, malgré le vaccin, sous des formes atténuées et provoque des toux persistantes. Il est indispensable de consulter son médecin.

Traitement
• *En cas de toux spasmodique,* quinteuse, à tendance suffocante accompagnée de vomissements et s'aggravant la nuit après minuit, en position allongée, en parlant ou en riant :
DROSERA 5 CH - 4 à 6 fois par jour.
• *En cas de toux spasmodique, quinteuse et suffocante* qui s'aggrave à la chaleur et le matin au réveil, s'améliore au froid et en buvant froid et s'accompagne de rejet difficile d'abondantes mucosités incolores, épaisses :
COCCUS CACTI 5 CH - 4 à 6 fois par jour.
• *Quand les quintes de toux sont soudaines,* violentes, rapprochées et épuisantes, s'accompagnent d'une rougeur du visage et de rejet de mucosités filantes et s'aggravent à l'air froid et après minuit :
CORALLIUM RUBRUM 5 CH - 4 à 6 fois par jour.
• *En cas d'accès de toux spasmodique très violente,* provoquant une suffocation par blocage de l'expiration, un bleuissement du visage et s'aggravant la nuit en position couchée :
MEPHITIS PUTORIUS 5 CH - 4 à 6 fois par jour.
• *En cas de toux sèche dans un début de coqueluche,* s'accompagnant de douleur au larynx, aggravée par le toucher et se terminant par un éternuement :
BELLADONNA 5 CH - 4 à 6 fois par jour.
• *Pour des patients ne s'étant pas remis d'une coqueluche* et chez qui persiste une toux séquellaire :
PERTUSSINUM 7 ou 9 CH - 3 granules, 2 à 3 fois par semaine ou en dose, 1 fois à 2 fois par mois.

AVERTISSEMENT

Il est indispensable de consulter son médecin.

CORYZA

C'est le rhume banal.

Traitement

• *Pour un début de rhume* qui survient brutalement à la suite d'un coup de froid sec, quand le nez est sec et le sujet fiévreux (39/40°) et agité :
ACONITUM NAPELLUS 5 CH - 3 granules par jour.

• *Quand au début d'un rhume, souvent après avoir pris froid*, vous êtes fiévreux, rouge, votre gorge rouge et sèche :
BELLADONNA 5 CH - 3 granules par jour.

• *Dès les premiers frissons,* quand le rhume s'accompagne d'éternuements et d'une sensation intense de froid dans tout le corps :
CAMPHORA 5 CH - 3 granules par jour.

• *En cas d'écoulement nasal aqueux et abondant,* très irritant pour les narines et la lèvre supérieure et s'accompagnant de beaucoup d'éternuements et d'un écoulement oculaire doux, le tout s'aggravant à la chaleur et s'améliorant à l'air frais :
ALLIUM CEPA 5 CH - 3 granules par jour.

• *En cas d'écoulement nasal très abondant mais irritant* s'accompagnant d'éternuements qui s'aggravent en position couchée et d'un larmoiement très abondant et irritant qui s'aggrave à la chaleur, par le vent et au grand air :
EUPHRASIA 5 CH - 3 granules par jour.

• *En cas de sécrétion nasale abondante, aqueuse,* peu irritante et rapidement purulente, accompagnée de douleur à la racine du nez. Le coryza s'aggrave à l'air frais et s'améliore à la chaleur alors que l'état général du patient s'améliore au frais et s'aggrave au chaud :
KALIUM IODATUM 5 CH - 3 granules par jour.

• *En cas de nez bouché par des croûtes jaune verdâtre* et sanguinolentes, s'accompagnant d'une vive douleur de pression à la racine du nez, s'aggravant au froid et s'améliorant à la chaleur :
KALIUM BICHROMATUM 5 CH - 3 granules par jour.

• *Quand le nez est totalement bouché avec une sensation de pince à la racine du nez* et un besoin de se moucher sans résultat :
STRICTA PULMONARIA 5 CH - 3 granules par jour.

• *Pour un coryza provoqué par un refroidissement* au sortir d'un repas copieux et bien arrosé, s'accompagnant de frilosité, de fièvre : le nez coule le jour, est bouché et sec la nuit :
NUX VOMICA 5 CH - 3 granules par jour.

• *En cas d'écoulement aqueux*, brûlant et irritant la lèvre supérieure, de larmoiement brûlant avec photophobie (douleur à la lumière) et œdème des paupières inférieures, qui s'améliorent nettement à la chaleur :

ARSENICUM ALBUM 5 CH - 3 granules par jour.
* *En cas d'écoulement brûlant et irritant,* au début aqueux puis purulent et corrosif qui s'aggrave par la chaleur et le grand froid, le patient est mal dès qu'il sort et dès qu'il rentre :
MERCURIUS SOLUBILIS 5 CH - 3 granules par jour.
* *En cas d'écoulement irritant virant rapidement de l'incolore au jaune* noir, de nez bouché la nuit et se débouchant le matin et de perte de l'odorat, les symptômes s'améliorant à l'air frais :
PULSATILLA 5 CH - 3 granules par jour.

CORYZA SPASMODIQUE

Voir : *RHUME DES FOINS*.

COUPEROSE

La couperose, appelée également acné rosacée, se caractérise par des lésions cutanées localisées au visage, dues à des congestions et dilatations vasculaires capillaires. Cette affection est plus fréquente autour de la ménopause.

Traitement
* *En cas de durcissement bleuâtre accompagné de l'engorgement* et *de la dilatation des veines avoisinantes qui s'aggrave à l'air froid et s'améliore à la chaleur* :
CARBO ANIMALIS 5 CH - 3 granules, 1 fois par jour au long cours.
* *En cas de varicosité ou de plaque de capillarité à l'aspect violacé et symétrique :*
ARNICA 5 CH - 3 granules par jour.
* *Quand les lésions des pommettes* s'accompagnent de sensation de brûlures aggravées à la chaleur :
SANGUINARIA 5 CH - 3 granules par jour.
* *Si les lésions s'aggravent pendant les règles :*
EUGENIA JAMBOSA 5 CH - 3 granules par jour.
* *En cas de lésions indurées et violacées* survenant surtout à la puberté :
KALIUM BROMATUM 5 CH - 3 granules par jour.

COUPURE

L'homéopathie favorise une meilleure cicatrisation des coupures (y compris après une intervention chirurgicale).

Traitement
* *Pour accélérer la cicatrisation des plaies :*
CALENDULA 5 CH - 3 granules, 1 à 2 fois par jour.

• *Pour calmer la douleur de blessure ou de coupure* par instrument tranchant :
STAPHYSAGRIA 5 CH - 3 granules, 1 à 2 fois par jour.
• *Si la coupure a été profonde et touche des trajets nerveux,* ou une région richement innervée, quand la douleur remonte le long des trajets nerveux :
HYPERICUM 5 CH - 3 granules, 1 à 2 fois par jour.

COURBATURE

La courbature est une sensation de douleur musculaire généralisée.

Traitement

• *Quand la sensation de courbature et de meurtrissure* s'accompagne d'une sensibilité au toucher et d'agitation car toute place paraît trop dure :
ARNICA 4 ou 5 CH - 3 granules, 1 à 2 fois par jour en traitement préventif ou curatif, en particulier chez un sportif mal entraîné.
• *En cas d'endolorissement musculaire* en général ou localisé sur des muscles traumatisés ou fatigués qui s'aggrave au toucher mais ne s'accompagne pas d'agitation :
SIEGESBECKIA 4 ou 5 CH - 3 granules, 2 à 3 fois par jour.
• *En cas de courbatures musculaires consécutives* à un effort brusque avec douleurs et raideurs musculaires aux premiers mouvements qui s'améliorent au fur et à mesure :
RHUS TOXICODENDRON 4 ou 5 CH - 3 granules, 2 à 3 fois par jour.
• *En cas de fatigue musculaire après un surmenage physique* (surtout) après une maladie infectieuse avec sensation générale de courbature ou d'enraidissement musculaire aggravé par le mouvement :
SARCOLACTICUM ACIDUM 4 ou 5 CH - 3 granules, 1 à 2 fois par jour.

COXARTHROSE

Voir : ARTHROSE DE LA HANCHE.

CRAMPE

C'est la contraction involontaire, douloureuse et transitoire d'un muscle ou d'un groupe musculaire.

Traitement

• *En cas de crampes musculaires localisées,* apparaissant et disparaissant subitement, violentes et douloureuses :
CUPRUM 5 CH - 3 granules, 3 à 4 fois par jour.
• *En cas de crampes s'atténuant à la chaleur* et quand le membre est

replié et qui surviennent chez un patient irritable et très sensible au froid :
COLOCYNTHIS 5 CH - 3 granules, 3 à 4 fois par jour.
• *En réponse aux mêmes symptômes* que COLOCYNTHIS sans l'irritabilité :
MAGNESIA PHOSPHORICA 5 CH - 3 granules, 3 à 4 fois par jour.
• *En cas de spasmes musculaires aggravés par le bruit et le toucher :*
BRUCEA 5 CH - 3 granules, 3 à 4 fois par jour.
• *En cas de crampes des mollets ou des orteils aggravées* la nuit ou en marchant et qui surviennent chez une personne qui mange beaucoup, active et irritable :
NUX VOMICA 5 CH - 3 granules, 3 à 4 fois par jour.
• *En cas de spasmes musculaires* accompagnés d'une rigidité des muscles et de contractures, aggravés au moindre toucher et au bruit provoquant des réflexes exagérés :
STRYCHNINUM 5 CH - 3 granules, 3 à 4 fois par jour.
• *En cas de spasmes musculaires chez des femmes nerveuses,* que les émotions, le bruit et la lumière aggravent :
ACTAEA RACEMOSA 5 CH - 3 granules, 3 à 4 fois par jour.
• *Pour soigner la crampe des écrivains,* outre CUPRUM et MAGNESIA PHOSPHORICA vous pourrez prendre :
• *En cas de crampes de la main droite,* en particulier, accompagnées de tremblements :
GINGKO BILOBA 5 CH - 3 granules, 3 à 4 fois par jour.

CREVASSES

Il s'agit de fissures de la peau consécutives à des phénomènes d'irritation de l'épiderme en particulier au froid sec

Traitement
• *En cas de crevasses du coin des lèvres* (en particulier) provoquant un suintement épais et irritant formant des croûtes jaunâtres :
ANTIMONIUM CRUDUM 5 CH - 3 granules, 2 fois par jour.
• *En cas de fissures au niveau des orifices cutanéo-muqueux,* qui saignent et provoquent une douleur comme une écharde plantée :
NITRICUM ACIDUM 5 CH - 3 granules, 2 fois par jour.
• *En cas de crevasses sur une peau sèche et rugueuse,* saignante, s'aggravant l'hiver et siégeant surtout aux mains, aux doigts et aux orteils :
PETROLEUM 5 CH - 3 granules, 2 fois par jour.
• *En cas de crevasses du dos des mains accompagnées d'eczéma* et de fortes démangeaisons et qui saignent au grattage :
PIX LIQUIDA 5 CH - 3 granules, 2 fois par jour.
• *Quand les crevasses s'accompagnent de démangeaisons*

aggravées par temps humide, au printemps et à la chaleur chez des personnes maigres à la peau sèche :
SARSAPARILLA 5 CH - 3 granules, 2 fois par jour.

Pour les crevasses des mamelons chez la femme qui allaite :
- *En cas de crevasses provoquant des douleurs* qui s'aggravent à la tétée et irradient du mamelon vers le dos :
PHYTOLACCA 5 CH - 3 granules, 1/2 heure avant la tétée ou 3 à 4 fois par jour.
- *En cas de crevasses du mamelon,* très sensibles au toucher et accompagnées de démangeaisons :
RATANHIA 5 CH - 3 granules, 3 à 4 fois par jour.
Localement, vous appliquerez une pommade type Vaseline à 1/10 au CASTOR EQUI.

CYSTITE

Voir aussi : COLIBACILLOSE.

C'est l'inflammation aiguë ou chronique de la vessie. Il peut s'agir d'un problème infectieux ou de ce qu'on appelle des cystalgies à urine claire et aseptique.

Devant toute cystite, il faut absolument consulter son médecin qui fera pratiquer un examen bactériologique des urines et prescrira, si besoin un antibiotique urinaire en fonction de l'antibiogramme.

Dans les cystites à répétition, où l'homéopathie a une action remarquable, il faudra également prendre un avis médical afin d'éliminer par des examens complémentaires appropriés, en particulier la radiographie des reins, une lésion organique qui peut être à l'origine des cystites.

Traitement

Cystites aiguës :

- *En cas d'envie incessante et intolérable d'uriner* accompagnée de douleurs brûlantes et coupantes, très violentes avant, pendant et après la miction, qui se fait goutte à goutte avec parfois du sang :
CANTHARIS 5 CH - 3 granules, 4 à 6 fois par jour.
- *En cas de vives sensations de brûlures avec des besoins fréquents* d'uriner et des douleurs pendant et surtout après la miction :
CAPSICUM 5 CH - 3 granules, 4 à 6 fois par jour.
- *Quand l'inflammation et les brûlures sont intenses* et s'accompagnent d'urines sanglantes coulant goutte à goutte et de douleur brûlante de l'urétral :
MERCURIUS CORROSIVUS 5 CH - 3 granules, 4 à 6 fois par jour.
- *En cas de douleurs de la vessie et de l'urètre* cessant pendant la miction et reprenant après, provoquant aussi un besoin constant

---

AVERTISSEMENT

Devant toute cystite, il faut absolument consulter son médecin qui fera pratiquer un examen bactériologique des urines et prescrira, si besoin, un antibiotique urinaire en fonction de l'antibiogramme.

Dans les cystites à répétition, où l'homéopathie a une action remarquable, il faudra également prendre un avis médical afin d'éliminer par des examens complémentaires appropriés, en particulier la radiographie des reins, une lésion organique qui peut être à l'origine des cystites.

d'uriner, avec la sensation que la vessie n'est jamais vidée. Ce médicament est particulièrement indiqué dans les cystites survenant après les premiers rapports sexuels :
STAPHYSAGRIA 5 CH - 3 granules, 4 à 6 fois par jour.

• *En cas de mictions très douloureuses avec sensation de brûlures* à l'urètre suivies parfois d'une douleur vésicale derrière le pubis; en cas d'urines mucopurulentes :
POPULUS TREMULA 5 CH - 3 granules, 4 à 6 fois par jour.

• *En cas de besoin constant d'uriner avec brûlures* de l'urètre qui s'aggravent pendant la miction :
ERYNGIUM AQUATICUM 5 CH - 3 granules, 4 à 6 fois par jour.

Cystites chroniques :

• *Quand les urines sont très foncées,* d'odeur très forte; en cas de cystite chez les goutteux ou les prostatiques :
BENZOICUM ACIDUM 5 CH - 3 granules, 1 fois par jour au long cours.

• *En cas d'urines peu abondantes* accompagnées de mucus abondant, épais et filant; en cas de mictions fréquentes, urgentes et douloureuses. Le médicament est particulièrement indiqué chez les prostatiques qui ont une grosse difficulté, voire l'impossibilité, d'uriner autrement que debout, jambes écartées le corps penché en avant :
CHIMAPHILA 5 CH - 3 granules, 2 à 3 fois par jour.

• *En cas de sensation de plénitude douloureuse de la vessie,* non soulagée par les mictions qui sont urgentes et impérieuses et accompagnées de douleurs urétrales piquantes; les urines sont troubles et chargées de mucus :
EQUISETUM 5 CH - 3 granules, 2 à 3 fois par jour.

• *Quand, malgré des besoins fréquents d'uriner, la miction est très difficile;* le malade doit s'accroupir et pousser fortement pour émettre très peu d'urine à la fois; la douleur irradie alors aux cuisses; l'urine est sombre et contient du sang et du mucus :
PAREIRA BRAVA 5 CH - 3 granules, 2 à 3 fois par jour.

• *En cas de violente douleur en fin de miction,* qui est plus facile et moins douloureuse debout et de besoins fréquents et parfois inefficaces d'uriner :
SARSAPARILLA 5 CH - 3 granules, 2 à 3 fois par jour.

• *En cas de douleur pendant et après la miction d'urines purulentes et parfois sanglantes :*
UVA URSI 5 CH - 3 granules, 2 à 3 fois par jour.

• *En cas d'urines peu abondantes, brun foncé, sanguinolentes* et de mictions fréquentes et brûlantes; les urines ont une odeur de violette :
TEREBENTHINA 5 CH - 3 granules, 2 à 3 fois par jour.

NOTES

AVERTISSEMENT

Consommez des aliments riches en calcium : des laitages, des fruits secs, du cresson, des choux, des endives, des épinards...

NOTRE CONSEIL

Il faut consulter un médecin. Elle survient généralement après un sport violent, un traumatisme ou un effort trop important. Elle provoque une douleur déchirante et souvent un hématome.

NOTRE CONSEIL

Une bonne hygiène bucco-dentaire est nécessaire tout au long de la vie. La prise dès le plus jeune âge de comprimés de fluor constitue une bonne prévention de la carie dentaire.

DECALCIFICATION

La décalcification est un manque ou une mauvaise assimilation du calcium. Les ongles deviennent cassants, se parsèment de petites taches blanches; les dents sont plus sensibles.

Traitement

Pour aider l'organisme à mieux fixer le calcium :
- *Si vous êtes plutôt fort, trapu :*
CALCAREA CARBONICA 6 DH - 3 granules, tous les matins.
- *Si vous êtes plutôt longiligne et mince :*
CALCAREA PHOSPHORICA 6 DH - 3 granules, tous les matins.
Ajoutez dans tous les cas :
SILICEA 4 CH - 3 granules un soir sur deux, en alternant avec
NATRUM MURIATICUM 4 CH - 3 granules, un soir sur deux.

DECHIRURE MUSCULAIRE

Traitement
ARNICA 5 CH - 3 granules, 4 fois par jour en association avec
RHUS TOXICODENDRON 5 CH - 3 granules, 3 fois par jour.
- *Pour éviter l'hématome, ajoutez :*
CHINA 5 CH - 3 granules, 2 fois par jour.
- *Et pour améliorer la circulation locale :*
HAMAMELIS COMPOSE - 3 granules, 2 fois par jour.

DEMANGEAISON

Voir : PRURIT.

DENTS (Douleurs dentaires)

Voir aussi : GRINCEMENTS DE DENTS.

Traitement

Caries dentaires

- *Si les douleurs sont plus marquées la nuit,* sont atténuées en respirant de l'air froid, et si les dents sont très sensibles au toucher :
MEZEREUM 4 CH - 3 granules, matin et soir.
- *En cas de caries du collet* (jonction entre dent et gencive) douloureuses, les dents étant sensibles au froid :
THUYA 5 CH - 3 granules, matin et soir.
- *Si la dent est fissurée :*
FLUORICUM ACIDUM 4 CH - 3 granules, 2 fois par jour.
- *Lorsque les dents cariées sur les bords,* deviennent noires et ont tendance à s'effriter :

STAPHYSAGRIA 5 CH - 3 granules, 2 fois par jour.
- *En cas de caries rapides des dents* qui noircissent et s'effritent :
KREOSOTUM 4 CH - 3 granules, 2 fois par jour.
- *En cas de déminéralisation :*
SILICEA 5 CH - 3 granules, 2 fois par jour.

Troubles de la dentition

- *Chez un gros bébé, lent à marcher et à parler,* avec un retard de la dentition :
CALCAREA CARBONICA 5 CH - 3 granules, tous les soirs.
- *Chez un enfant qui grandit rapidement,* qui est maigre et qui a des difficultés à marcher :
CALCAREA PHOSPHORICA 5 CH - 3 granules, le soir.
- *En cas de troubles de la dentition* accompagnés de douleurs dentaires calmées lorsque l'on berce l'enfant, mais aggravées dans la soirée et après l'absorption de boissons chaudes :
CHAMOMILLA 9 CH - 3 granules, 2 à 3 fois par jour.
- *En cas de dentition très douloureuse,* et de dents qui se carient très vite :
KREOSOTUM 4 CH - 3 granules matin et soir.
- *En cas de dentition difficile chez un bébé* qui presse ses gencives l'une contre l'autre, et qui souffre de troubles digestifs, essentiellement de diarrhée :
PODOPHYLLUM 5 CH - 3 granules, 2 fois par jour.
- *En cas de douleurs névralgiques,* améliorées par la mastication, avec hypersalivation :
PLANTAGO 4 CH - 3 granules, plusieurs fois par jour.

Accidents de la dent de sagesse

- *Pour prévenir l'infection :*
PYROGENIUM 5 CH - 3 granules, 3 fois par jour,
et ARNICA 7 CH - 3 granules, 2 fois par jour (médicament du traumatisme).
- *Pour éviter les névralgies dentaires :*
PLANTAGO 4 CH - 3 granules, 3 fois par jour.
- *Pour agir contre les douleurs et les problèmes* inflammatoires dus à la dent de sagesse :
CHEIRANTHUS CHEIRI 4 CH - 3 granules, matin et soir.
- *En cas de douleurs très vives,* en éclair, qui suivent les trajets nerveux, atténuées par les boissons froides :
MAGNESIA CARBONICA 5 CH - 3 granules, matin et soir.

NOTES

Extraction dentaire

- *Avant l'extraction :*
ARNICA 5 CH et GELSEMIUM 7 CH - 3 granules de chaque, 4 à 6 fois par jour.
- *Après l'intervention pour éviter les douleurs :*
HYPERICUM PERFORATUM 15 CH, MERCURIUS SOLUBILIS 5 CH, COFFEA 15 CH, CHAMOMILLA 9 CH - 3 granules de chaque, 3 à 5 fois par jour.

Faites des bains de bouche avec PLANTAGO T.M. et CALENDULA T.M. à raison d'1 cuillère à café de chaque solution dans un verre d'eau tiède plusieurs fois par jour.

DEPRESSION

Elle est caractérisée par un laisser-aller, une tristesse, un désintérêt pour tout, une grande fatigue, une mauvaise humeur, et le plus souvent des troubles du sommeil.

Cela peut être une réaction à un excès de travail, à un chagrin, à une mauvaise adaptation à la vie moderne.

Traitement

- *Si vous êtes hypersensible, très souvent inhibé,* si vous ruminez vos pensées, si vous souffrez souvent de palpitations :
AMBRA GRISEA 9 CH - 3 granules, matin et soir.
- *Plutôt taciturne, vous recherchez la solitude,* vous ruminez vos chagrins, vous n'aimez pas qu'on vous console :
IGNATIA 7 CH - 3 granules, matin et soir.
- *De caractère intériorisé, vous refusez la consolation,* vous perdez du poids tout en conservant votre appétit :
NATRUM MURIATICUM 9 CH - 3 granules, 2 fois par jour.
- *Maigre, frileux, triste, vous êtes très anxieux :*
ARSENICUM ALBUM 9 CH - 3 granules, 3 fois par jour.
- *Pour traiter une dépression consécutive à un surmenage* intellectuel, entraînant des troubles de la mémoire, des maux de tête, la sensation d'avoir l'esprit engourdi :
KALIUM PHOSPHORICUM 9 CH - 3 granules, matin et soir.
- *Fatigué vous devenez indifférent à tout* et vous vous réfugiez dans la solitude et le silence :
PHOSPHORICUM ACIDUM 9 CH - 3 granules, 2 fois par jour.
- *Pour traiter la dépression de la ménopause* qui accompagne tous les troubles de cette période :
LACHESIS 9 CH - 3 granules, 2 fois par jour.
- *Pessimiste, vous broyez du noir :*
AURUM METALLICUM 9 CH - 3 granules, 1 seule fois par jour.

DERMATOSES

Ce terme désigne toutes maladies de peau en général.
Voir aussi : IMPÉTIGO, PITYRIASIS, PSORIASIS.

Traitement

Dermatoses érythémateuses (en plaques rouges)

• *En cas d'œdème rose, avec des douleurs piquantes,* atténuées par des applications froides :
APIS MELLIFICA 4 CH - 3 granules, 4 à 6 fois par jour (c'est le médicament de piqûre de guêpe ou d'abeille).
• *Si le peau est rouge, chaude,* douloureuse, battante, irradiant la chaleur à distance :
BELLADONNA 5 CH - 3 granules, 3 à 6 fois par jour.
• *Si les démangeaisons et les brûlures sont intolérables,* surtout après l'absorption de coquillages, et si les lésions sont atténuées par le chaud :
URTICA URENS 4 CH - 3 granules, 3 à 4 fois par jour.

Dermatoses vésiculeuses (à cloques)

• *Si les petites vésicules apparaissent sur une peau rouge,* douloureuse, qui démange, les symptômes s'atténuant à la chaleur :
RHUS TOXICODENDRON 5 CH - 3 granules, 2 à 3 fois par jour.
• *Si elles sont plus nombreuses et plus étendues* que dans le cas précédent :
RHUS VERNIX 4 CH - 3 granules, 2 à 3 fois par jour.
• *Surtout localisées aux parties génitales,* les vésicules sont petites et démangent :
CROTON TIGLIUM 4 CH - 3 granules, 2 à 3 fois par jour.
• *Piquantes et brûlantes, elles sont parfois d'une couleur bleutée :*
RANUNCULUS BULBOSUS 5 CH - 3 granules, 3 fois par jour.
• *Si les vésicules sont beaucoup plus grosses,* les douleurs très brûlantes :
CANTHARIS 5 CH - 3 granules, 3 à 4 fois par jour. (C'est le médicament de la brûlure).
• *Si les petites vésicules contiennent un liquide trouble,* tendent à suppurer et à s'ulcérer :
BORAX 4 CH - 3 granules, 3 fois par jour.
• *Si les vésicules ont un contenu épais, jaunâtre,* avec souvent des croûtes qui démangent :
MEZEREUM 5 CH - 3 granules, 3 fois par jour.

Dermatoses suintantes

• *Si l'écoulement est jaune clair comme du miel,* laissant des croûtes en séchant :
GRAPHITES 5 CH - 3 granules, 3 fois par jour.
• *Si les croûtes sont de couleur marron* et qu'un liquide purulent jaunâtre suinte :
MEZEREUM 5 CH - 3 granules, 3 fois par jour.
• *En cas de suppuration accompagnée d'une mauvaise odeur :*
HEPAR SULFUR 9 CH - 3 granules, 3 fois par jour.

Dermatoses squameuses

• *Si la peau est très sèche,* souvent ridée avec de fines squames (petites lamelles de peau qui se détachent), ces symptômes étant accompagnés d'une démangeaison brûlante, calmée par la chaleur :
ARSENICUM ALBUM 5 CH - 3 granules, matin et soir.
• *Si les squames sont très grosses et les symptômes identiques au cas précédent :*
ARSENICUM IODATUM 5 CH - 3 granules, 2 fois par jour.
• *Si la peau présente des plaques circulaires* avec des squames qui guérissent par le centre :
BERBERIS VULGARIS 4 CH - 3 granules, 3 fois par jour.
• *Si de larges squames de couleur jaune d'or reposent sur une peau irritée et rouge :*
NATRUM SULFURICUM 5 CH - 3 granules, 2 fois par jour.
• *Si les éruptions sont très sèches,* avec un épaississement important de la peau, et les démangeaisons insupportables :
HYDROCOTYLE 4 CH - 3 granules, matin et soir.

Dermatoses fissurées

• *En cas de fissures avec un épaississement de la peau,* surtout au niveau de la paume des mains, des talons, des doigts, des commissures des lèvres, des yeux et des orifices des narines :
ANTIMONIUM CRUDUM 4 CH - 3 granules par jour.
• *En cas de fissures à bords nets qui saignent facilement :*
NITRICUM ACIDUM 4 CH - 3 granules, 2 à 3 fois par jour.
• *Si la peau a un aspect sale,* malsain, les symptômes étant aggravés l'hiver :
PETROLEUM 7 CH - 3 granules, 3 fois par jour.
• *Si la peau est jaunâtre,* transpirante avec souvent des fissures qui peuvent saigner :
SEPIA 7 CH - 3 granules, matin et soir.

NOTES

DIARRHEES

Elles sont caractérisées par la fréquence exagérée des selles et leur aspect liquide, lié à l'accélération du transit intestinal. Elles peuvent être suivant la cause, accompagnées de fièvre.

Traitement
- *En cas de diarrhée survenant aussitôt après avoir mangé ou bu :*
ALŒ 5 CH - 3 granules, 3 à 5 fois par jour
- *En cas de diarrhée matinale avec de nombreux gaz bruyants, les selles étant de couleur jaune abondantes et expulsées en jet :*
PODOPHYLLUM 5 CH - 3 granules; 3 à 5 fois par jour.
- *Si les selles sont plutôt vertes,* irritantes, contenant un peu de sang :
MERCURIUS SOLUBILIS 5 CH - 3 granules, 3 ou 4 fois par jour.
- *Si la diarrhée n'est pas douloureuse* mais provoque une grande fatigue, les selles étant généralement jaunes, accompagnées de gaz :
CHINA 7 CH - 3 granules, 3 ou 4 fois par jour.
- *En cas de diarrhée consécutive à une intoxication alimentaire,* les selles étant brûlantes et très malodorantes :
ARSENICUM ALBUM 5 CH - 3 granules, 3 fois par jour.
- *Si les selles sont de couleur verte, bruyantes, malodorantes :*
ARGENTUM NITRICUM 5 CH - 3 granules, 3 ou 4 fois par jour
- *Si les selles sont plutôt blanchâtres,* comme de l'écume, assez épuisantes :
PHOSPHORICUM ACIDUM 7 CH - 3 granules, 3 fois par jour.
- *En cas de diarrhées chroniques* chez une personne épuisée dont les selles ne sont pas douloureuses :
PHOSPHORICUM ACIDUM 7 CH - 3 granules, 3 fois par jour.
- *Si les selles sont mi-solides, mi-liquides,* si la langue de la personne est très chargée, de couleur blanche, et si la diarrhée survient après des abus alimentaires importants :
ANTIMONIUM CRUDUM 5 CH - 3 granules, 3 ou 4 fois par jour.
- *En cas de diarrhée matinale avec de nombreux gaz,* les selles étant jaunes, en jets :
NATRUM SULFURICUM 7 CH - 3 granules, 3 fois par jour.
- *Si la diarrhée survient après une mauvaise nouvelle ou une émotion :*
GELSEMIUM 7 CH - 3 granules, 3 fois par jour.
- *En cas de diarrhée consécutive à des excès de table,* avec des envies fréquentes, mais souvent inefficaces, d'aller à la selle :
NUX VOMICA 5 CH - 3 granules, 3 fois par jour.
- *Si la diarrhée intervient surtout la nuit,* les selles étant chaudes, brûlantes, malodorantes :
CHAMOMILLA 5 CH - 3 granules, 3 fois par jour.

AVERTISSEMENT

Consultez votre médecin si votre état ne s'améliore pas en quelques heures.

79

NOTES

AVERTISSEMENT

Toute douleur du dos mérite un examen clinique complet, afin d'en déterminer la cause.

• *Si les selles sont pâteuses*, généralement jaunes avec une tendance à flotter sur l'eau :
CHELIDONIUM MAJUS 4 CH - 3 granules, 3 fois par jour.

DORSALGIE (Douleurs du dos)

Voir aussi : SCIATIQUE ET LOMBO-SCIATIQUE, RACHIALGIE.

Traitement
• *En cas de douleurs tiraillantes,* localisées surtout au niveau des quatre premières vertèbres dorsales :
ACTAEA RACEMOSA 5 CH - 3 granules, 3 fois par jour.
• *En cas de douleurs plutôt brûlantes,* localisées entre les deux omoplates :
PHOSPHORUS 7 CH - 3 granules, 3 fois par jour.
• *En cas de douleurs "type raideur"*, atténuées par le mouvement et aggravées par le repos :
RHUS TOXICODENDRON 5 CH - 3 granules, 3 fois par jour.
• *Si les dorsalgies surviennent au moment des règles* chez une femme fatiguée et plutôt dépressive :
SEPIA 7 CH - 3 granules, 3 fois par jour.
• *En cas de douleurs brûlantes et de raideur de la colonne :*
MEDORRHINUM 9 CH - 3 granules, matin et soir.
• *Si les douleurs sont très variées,* changeantes et aggravées au moindre courant d'air :
KALIUM CARBONICUM 5 CH - 3 granules, 3 fois par jour.

DYSPEPSIE

Voir : ESTOMAC (Maux d').

NOTES

ECCHYMOSES

Ce sont des bleus sur la peau, provoqués par un épanchement sanguin sous-cutané.

Traitement

Ecchymoses apparaissant au moindre contact :

La fragilité capillaire (de vaisseaux très fins) révélée par ces ecchymoses, sera traitée par la prise de trois médicaments qui agiront sur les symptômes suivants :

• *Tendance aux éruptions systématiques,* aux ecchymoses provoquées :
ARNICA MONTANA 5 CH

• *Congestion veineuse de la peau avec des veines fragiles,* dilatées, sensibles, douloureuses et apparition d'ecchymoses au moindre choc :
HAMAMELIS VIRGINIANA 5 CH.

• *Ecchymoses spontanées à la moindre pression* et petites plaies saignant facilement et abondamment :
LACHESIS MUTUS 5 CH.
Prenez 3 granules de chaque tube 1 fois par 24 heures.

Ecchymoses survenant à la suite de traumatisme :

• *Pour son action cicatrisante et antiseptique sur les plaies traumatiques :*
CALENDULA 5 CH.

• *Pour les traumatismes provoqués par des objets pointus,* si la douleur le long du trajet d'un nerf, est aiguë et intolérable :
HYPERICUM 4 CH.

• *Pour les ecchymoses très sensibles au toucher :*
BELLIS PERENNIS 4 CH.
Prenez en alternance, toutes les 2 heures 3 granules de ces 3 médicaments.
La pommade CALENDULA TM peut être utilisée localement.

ECZEMA

C'est une lésion cutanée caractérisée par des cloques, des rougeurs et une desquamation (petites lamelles de peau qui se détachent) de l'épiderme.

Traitement

Il serait inutile et fastidieux de dresser la liste des médicaments de première importance à utiliser dans les différents eczémas. En effet, il existe :

AVERTISSEMENT

Les ecchymoses spontanées peuvent être le signe d'une maladie qui nécessite l'avis du médecin traitant qui fera pratiquer des examens complémentaires.

81

- des médicaments en fonction de l'origine de l'eczéma,
- des médicaments en fonction de la localisation de la lésion cutanée,
- des médicaments en fonction de l'aspect de la lésion,
- des médicaments en fonction des modalités de l'eczéma,
- des médicaments en fonction d'une éventuelle lésion accompagnant l'eczéma.

Nous avons choisi les traitements les plus fréquemment rencontrés. L'eczéma peut être dû à des agents extérieurs. C'est le cas des dermatoses professionnelles ou médicamenteuses ou des parasitoses microbiennes, végétales ou animales.

Dans ce cas-là, la cause est connue, et la suppression de la cause constitue le traitement de ces eczémas.

Mais, le plus souvent, l'eczéma apparaît sans cause apparente. Il est le reflet, au niveau de la peau, d'une affection plus profonde, d'un conflit interne qui vise à s'extérioriser. L'eczéma est alors la manifestation cutanée d'une élimination de toxines.

C'est pourquoi tout traitement homéopathique d'un eczéma doit comporter des médicaments de drainage, que vous prendrez à raison de 30 gouttes quotidiennes.

- **Drainage cutané :**
FUMARIA 3 CH
SAPONARIA 3 CH
VIOLA TRICOLOR 3 CH
ZEA ITALICA 3 CH.

- **Drainage hépatique :**
Nous utiliserons l'un des deux complexes suivants :
HYDRASTIS COMPOSE 3 D (30 gouttes)
CHELIDONIUM COMPOSE 3 D (30 gouttes)

Quelques médicaments homéopathiques peuvent agir sur les symptômes suivants :

Eczéma vésiculeux
RHUS TOXICODENDRON 7 CH
RANA BUFO 5 CH.
3 granules au réveil, un jour de l'un, un jour de l'autre.

Eczéma suintant, impétigineux
GRAPHITES 7 CH 5 granules au réveil tous les 3 jours.
MEZEREUM 5 CH 3 granules tous les jours.

Eczéma sec
SULFUR 4 CH
PETROLEUM 7 CH

3 granules au réveil, un jour de l'un, un jour de l'autre.
ARSENICUM ALBUM 7 CH.
BERBERIS 4 CH.
3 granules vers 18 h, un jour de l'un, un jour de l'autre.

Eczéma fissuraire (formant des crevasses)
PETROLEUM 7 CH
NITRICUM ACIDUM 5 CH
3 granules au réveil, un jour de l'un, un jour de l'autre.

Eczéma du conduit auditif
GRAPHITES 5 CH - 3 granules matin et soir.
Faites des bains d'oreilles d'une minute avec CALENDULA T.M. (au début diluée avec de l'eau bouillie, puis, après quelques jours, avec la teinture mère pure).

Eczéma des mains (dyshydrose)
Il s'agit généralement de grappes de petites vésicules localisées aux mains provoquant des démangeaisons.
• *Si de petites vésicules apparaissent à la paume des mains :*
ANAGALLIS ARVENSIS 4 CH - 3 granules, matin et soir.
• *En cas d'éruptions humides,* qui démangent, avec l'apparition de croûtes en séchant :
BOVISTA 4 CH - 3 granules, 2 fois par jour.
• *Si les petites vésicules sont regroupées sur une peau rouge qui démange :*
RHUS VERNIX 4 CH - 3 granules, 2 fois par jour.
• *Si les petites vésicules sont localisées aux mains et entre les doigts:*
PRIMULA OBCONICA 4 CH - 3 granules, 2 fois par jour.
• *Si les petites vésicules sont bleuâtres, brûlantes et démangent :*
RANUNCULUS BULBOSUS 4 CH - 3 granules, 2 fois par jour.
• *Si les vésicules démangent au niveau de la paume des mains,* sur une peau très sèche :
SELENIUM 5 CH - 3 granules, 2 fois par jour.

EMBARRAS GASTRIQUE

Voir : ESTOMAC (Maux d').

EMOTIVITE

Voir : ANGOISSE ET TRAC.

ENGELURES

Voir : GERÇURES.

ENROUEMENT

Voir : *APHONIE ET LARYNGITE.*

ENTERITE

Voir : *DIARRHÉE ET CONSTIPATION.*

ENTORSES

Traitement
Au moment de l'entorse

- *Systématiquement :*
ARNICA 9 CH - 1 dose, puis ARNICA 5 CH - 3 granules plusieurs fois par jour

- *Matin et soir appliquez :*
ARNICA T.M. (pommade). Maintenez la cheville à l'aide d'un bandage.

- *En cas d'entorses entraînant des douleurs aiguës* et intolérables, irradiantes le long du trajet d'un nerf :
HYPERICUM 5 CH.

- *En cas d'entorse de la cheville,* dont la douleur est atténuée par des applications froides :
LEDUM PALUSTRE 5 CH.

- *En cas d'entorse avec une atteinte ligamentaire,* sans influence au toucher :
RUTA 5 CH.

- *En cas d'entorse avec un arrachement du périoste* provoquant de vives douleurs aggravées par le toucher :
SYMPHYTUM 4 CH.

Prenez 2 à 3 de ces médicaments, en alternance, à raison de 3 granules toutes les 2 heures puis espacez les prises en fonction de l'évolution.

En dehors de l'épisode aigu

- *En cas d'hyperlaxité ligamentaire* (manque de tonicité des ligaments) :
CALCAREA FLUORICA 9 CH - 1 dose par semaine (médicament de la constitution fluorique).

- *En cas de faiblesse des jointures,* spécialement de la cheville, avec une tendance aux entorses :
NATRUM CARBONICUM 9 CH - 1 dose par semaine.

NOTRE CONSEIL

Consultez votre médecin. Appliquez une vessie de glace sur l'endroit douloureux pour éviter un oedème.

NOTRE CONSEIL

Le type fluorique se caractérise ainsi : c'est une personne que des ligaments trop souples et des articulations fragiles rendent sujette aux entorses. Elle a les doigts longs, parfois des problèmes d'implantation dentaire. Sur le plan psychologique, c'est une personne intuitive, quelque peu instable.

Le type carbonique se caractérise ainsi : c'est une personne trapue, ayant plutôt tendance à l'embonpoint, avec des articulations assez raides (le membre supérieur allongé ne fait pas un angle plat de 180°), les mains sont courtes, volumineuses avec des doigts assez courts, les dents sont de forme carrée. Sur le plan psychologique, c'est une personne lente qui peut être soit très travailleuse, soit au contraire assez paresseuse.

ENURESIE

C'est l'émission involontaire et inconsciente d'urine.

Traitement

Enurésie infantile

C'est une affection fréquente, qui n'amènera à la consultation chez le médecin que si elle est répétitive et si l'enfant est âgé d'au moins 4 ans.
En l'absence de lésions organiques (phimosis, adhérences etc...) ou de causes métaboliques : urines alcalines (il faut alors une alimentation acidifiante), ou urines acides (il faut une alimentation alcalinisante), les traitements sont souvent décevants.
En l'absence de causes :
• *Chez un enfant renfermé, taciturne,* qui maigrit tout en mangeant bien, nettement assoiffé par les aliments salés :
NATRUM MURIATICUM 9 CH - 1 dose.
• *Chez une jeune fille qui souffre souvent* d'incontinence pendant la nuit :
PULSATILLA 9 CH - 1 dose.
• *Lorsque l'énurésie se produit en début de nuit :*
CAUSTICUM 5 CH - 3 granules avant le coucher.
• *Lorsque l'énurésie se produit en fin de nuit :*
CHLORALUM 5 CH - 3 granules avant le coucher.
• *Lorsque l'enfant fait très souvent pipi pendant la journée,* et si la nuit son sommeil est très profond :
KREOSOTUM 5 CH - 3 granules avant le coucher.
• *Si l'enfant souffre en outre de vers intestinaux :*
CINA 5 CH - 3 granules avant le déjeuner (en complément du traitement précédemment choisi)

Enurésie de l'adulte

Chez l'homme, il peut s'agir d'une affection de la prostate.
En dehors de lésions organiques, le traitement précédent sera utilisé, en augmentant la dose de CAUSTICUM 5 CH, surtout si la personne souffre d'incontinence lorsqu'elle rit ou tousse.

Enurésie survenant lors d'une grossesse

NATRUM MURIATICUM - 1 dose tous les 15 jours,
puis, chaque jour :
SEPIA 5 CH - 3 granules le matin.
ARSENICUM ALBUM - 3 granules le soir.

NOTES

NOTRE CONSEIL
Après la grossesse, une kinésithérapie peut être très efficace.

NOTES

Enurésie survenant aprés une intervention chirurgicale

ARNICA 5 CH - 3 granules le matin.
STAPHYSAGRIA 5 CH - 3 granules le soir.

Enurésie survenant aprés une frayeur

GELSEMIUM 5 CH - 3 granules le matin.
OPIUM 5 CH - 3 granules le soir.

ERYTHEME FESSIER DU NOURRISSON

D'une manière générale, l'érythème se caractérise par une coloration rouge de la peau, qui disparaît à la pression. Les poussées dentaires provoquent fréquemment cette affection.

Traitement

• *En cas d'érythème fessier du nourrisson :*
MEDORRHINUM 9 CH -1 dose, à répéter éventuellement 1 semaine après.

• *Chez l'enfant très agité,* qui souffre de diarrhées nocturnes et dont les selles sont aqueuses et chaudes :
CHAMOMILLA 5 CH - 3 granules, 1 fois par jour.

• *Chez un enfant agité* dont les lésions cutanées brûlantes sont améliorées par la chaleur et aggravées la nuit (1 h à 3 h du matin) :
ARSENICUM ALBUM 5 CH - 3 granules, 1 fois par jour.

• *Lorsque l'érythème semble entretenu par l'imprégnation urinaire :*
LYCOPODIUM 5 CH - 3 granules,1 fois par jour.

ERYTHEME SOLAIRE

C'est le coup de soleil, conséquence d'une exposition excessive au soleil.

Traitement

• *En cas de rougeur,* de sensation de chaleur et de douleur battante :
BELLADONNA 5 CH - 3 granules par jour.

• *Si le visage est rouge, chaud,* le cou congestionné, gonflé, les artères battant visiblement :
GLONOINE 5 CH - 3 granules par jour.

• *Si des vésicules apparaissent, accompagnées de démangeaisons* et de douleurs brûlantes, accentuées par l'air froid et l'atmosphère chaude d'une chambre :
CANTHARIS 5 CH - 3 granules par jour.

• *A titre préventif :*
MYRISTICA SEBIFERA 4 CH - 3 granules, 1 heure avant le bain de soleil.

NOTRE CONSEIL

L'hygiène doit être rigoureuse, et l'enfant changé autant de fois que nécessaire. Localement, la peau du nourrisson sera enduite, matin et soir, d'huile d'amandes douces. Ecraser les granules et les faire boire au biberon dans un peu d'eau ou de lait.

ESCARRES

Les escarres sont des plaies qui se produisent sur des zones de pression, lors d'une immobilisation prolongée.

Traitement

Localement

- *Matin et soir frottez les bords de la zone d'escarre* avec un glaçon, puis séchez avec un sèche-cheveux et recommencez l'opération une dizaine de fois.
- *Puis, passez de la pommade CALENDULA T.M.* et recouvrez d'une compresse stérile.
- *Pour éviter une surinfection,* prenez systématiquement :
PYROGENIUM 5 CH - 3 granules, matin et soir.
- *Lorsque l'escarre est importante,* pour favoriser le processus de cicatrisation :
PEAU 4 CH - 1 ampoule perlinguale - le soir au coucher.

ESTOMAC (Maux d'estomac)

Dyspepsie

Il s'agit de douleurs gastriques intervenant au moment de la digestion.

Traitement

- *Si les douleurs d'estomac interviennent aussitôt après avoir mangé,* et sont accompagnées de la sensation d'avoir un corps étranger coincé dans l'estomac :
ABIES NIGRA 4 CH - 3 granules, 3 fois par jour.
- *En cas de renvois ayant le goût des aliments,* de sensation de pesanteur, surtout après l'ingestion d'aliments gras :
PULSATILLA 5 CH - 3 granules, 3 fois par jour.
- *En cas de nombreux renvois, douloureux avec une sensation de crampes* et si l'estomac est très ballonné :
CARBO VEGETABILIS 5 CH - 3 granules, 3 fois par jour.
- *En cas de brûlures d'estomac,* avec une hypersalivation, des nausées et même parfois des vomissements :
IRIS VERSICOLOR 5 CH - 3 granules, 3 fois par jour.
- *En cas d'état nauséeux,* d'hypersalivation, votre langue reste propre :
IPECA 5 CH - 3 granules, 3 fois par jour.
- *Si les douleurs d'estomac se calment en mangeant :*
ANACARDIUM ORIENTALE 5 CH - 3 granules, 3 fois par jour.

NOTES

AVERTISSEMENT

En attendant de faire pratiquer des examens complémentaires afin de préciser l'origine de ces douleurs, certains médicaments homéopathiques apporteront un soulagement rapide à ces douleurs qui sont souvent de type crampoïde.

- *En cas de ballonnement abdominal,* de bruits importants, si vous vous sentez vite rassasié, et éprouvez une sensation de plénitude au niveau de l'estomac :
LYCOPODIUM 5 CH - 3 granules, 3 fois par jour.
- *Si l'estomac est sensible au toucher,* si vous êtes dans un état nauséeux et que vous ressentez un poids lourd sur l'estomac. Une constipation est souvent associée à ces symptômes :
NUX VOMICA 5 CH - 3 granules, 3 fois par jour.
- *En cas de sensation de boule ou de corps étranger* qui remonte de l'estomac dans la gorge, d'impression de poids sur l'estomac s'accompagnant parfois de bâillements fréquents :
IGNATIA 5 CH - 3 granules, 3 fois par jour.
- *En cas d'embarras gastrique,* d'hypersalivation, de renvois et souvent de hoquets :
TARAXACUM 4 CH - 3 granules par jour.

Gastralgie

C'est la douleur localisée à l'épigastre (au creux de l'estomac).

Traitement

- *Si les crampes d'estomac irradient au dos* ou à la colonne lombaire et sont aggravées le soir et la nuit :
COCHLEARIA 5 CH - 3 granules, toutes les 1/2 heures lors des douleurs.
- *En cas de très violentes douleurs crampoïdes* souvent déclenchées par une colère, aggravées par le froid, atténuées par la chaleur locale et lorsqu'on se plie en deux :
COLOCYNTHIS 5 CH - 3 granules, toutes les 1/2 heures lors des douleurs.
- *Si les douleurs du type crampes très violentes, surviennent subitement* et sont accompagnées de sensation de froideur du corps, d'une impression de mort imminente provoquant une forte angoisse; si elles sont aggravées par le toucher et atténuées en buvant de l'eau froide :
CUPRUM 5 CH - 3 granules, toutes les 1/2 heures lors des douleurs.
- *En cas de fortes douleurs spasmodiques* avec des paroxysmes intenses, aggravées lorsqu'on se penche en avant et atténuées lorsqu'on se cambre :
DIOSCOREA 5 CH - 3 granules, toutes les 1/2 heures lors des douleurs.
- *En cas de douleurs associées à une sensation de vide à l'épigastre* et au besoin de bâiller, de soupirer ou d'inspirer fortement :
IGNATIA 7 CH - 3 granules, 2 à 3 fois par jour.

- *En cas de vives douleurs de l'estomac,* avec une intolérance au toucher, atténuées lorsqu'on se penche en arrière et lorsqu'on boit froid :
BISMUTHUM 5 CH - 3 granules, toutes les 1/2 heures lors des douleurs.
- *En cas de spasmes gastriques,* accompagnés d'une sensation de chaleur à l'estomac, chez une personne nerveuse et déprimée, atténués lorsqu'elle se penche en avant et par l'émission de gaz :
LACTUCA 7 CH - 3 granules, 2 à 3 fois par jour.
- *Si la symptomatologie est la même que COLOCYNTHIS* sans la connotation nerveuse :
MAGNESIA PHOSPHORICA 5 CH - 3 granules, toutes les 1/2 heures lors des douleurs.
- *Lorsque les douleurs paraissent intolérables* provoquant une mauvaise humeur, une irritabilité, mais qu'elles sont atténuées par le mouvement :
CHAMOMILLA 5 CH - 3 granules, toutes les 1/2 heures lors des douleurs.

Gastrite

C'est l'inflammation aiguë ou chronique de la muqueuse de l'estomac.

Traitement

- *Si la gastrite aiguë intervient après avoir ingéré une boisson froide* et que la personne est agitée, anxieuse :
ACONIT 5 CH - 3 granules, 3 à 4 fois par jour.
- *Si les douleurs gastriques suivent les repas provoquant éructation et flatulence,* si elles sont atténuées en buvant chaud :
ARGENTUM NITRICUM 7 CH - 3 granules, une 1/2 heure avant les repas.
- *Si les douleurs brûlantes sont atténuées par la chaleur externe,* que la personne a soif de petites quantités d'eau froide (suite fréquente d'une intoxication alimentaire, en particulier par une viande avariée) :
ARSENICUM ALBUM 5 CH - 3 granules, 3 à 4 fois par jour.
- *Si les brûlures d'estomac, aggravées après avoir mangé ou bu froid, s'accompagnent d'une soif intense* (suite fréquente d'excès d'alcool) :
CAPSICUM 5 CH - 3 granules, une 1/2 heure avant les repas.
- *Si les douleurs gastriques brûlantes s'accompagnent de nausées,* de vomissements, d'éructation et d'une mauvaise haleine, si vous êtes fatigué et manquez d'appétit :
CARBONICUM ACIDUM 5 CH - 3 granules, 2 à 3 fois par jour.

AVERTISSEMENT

Son diagnostic nécessite des examens complémentaires tels que radio et gastroscopie. Elle se définit souvent par des douleurs gastriques à type de brûlures le plus souvent immédiatement après ou longtemps après les repas.

• *En cas de brûlures gastriques et de tout le tube digestif* avec des vomissements très acides et une diarrhée brûlante :
IRIS VERSICOLOR 5 CH - 3 granules, 3 à 4 fois par jour.

• *En cas de douleurs brûlantes de l'estomac* avec une tendance aux ulcérations et de fréquents vomissements acides; les douleurs sont atténuées en mangeant (souvent conséquence d'une trop grande ingestion de bière) :
KALIUM BICHROMICUM 5 CH - 3 granules, 3 à 4 fois par jour.

• *En cas de douleurs brûlantes associées à une sensation de vide* à l'estomac et de grande soif d'eau froide, rejetée tout de suite :
PHOSPHORUS 5 CH - 3 granules, 3 à 4 fois par jour.

• *En cas de brûlures d'estomac avec des régurgitations acides* qui irritent les dents :
ROBINIA 5 CH - 3 granules, 3 à 4 fois par jour.

• *En cas de forte irritation de la muqueuse gastrique* avec des brûlures même en dehors des périodes digestives, aggravées en buvant chaud, accompagnées d'éructation acide, un désir de boissons alcoolisées, une faiblesse générale et une nervosité :
SULFURICUM ACIDUM 5 CH - 3 granules, 3 à 4 fois par jour.

Ulcère de l'estomac

Traitement

En attendant de consulter votre praticien, vous pourrez prendre trois médicaments principaux.

• *Si vous aimez les sucreries et que la douleur se manifeste à la moindre ingestion d'aliments,* s'aggrave à la pression et irradie dans les bras, si les repas sont suivis de flatulences, d'éructations en salve et de régurgitations :
ARGENTUM NITRICUM 7 CH.- 3 granules, une 1/2 heure avant chaque repas.

• *Si les repas entraînent immédiatement des douleurs brûlantes* qui irradient dans l'épaule droite et des nausées qui provoquent des vomissements acides :
KALI BROMATUM 7 CH. - 3 granules une 1/2 heure avant chaque repas.

• *Si les repas s'accompagnent de douleurs brûlantes, parfois de vomissements alimentaires,* atténués lorsque vous vous penchez en arrière; si vous ressentez un goût métallique dans la bouche et si un liseré bleuâtre apparaît au niveau des gencives, à la sertissure des dents :
BISMUTHUM 7 CH. - 3 granules, une 1/2 heure avant chaque repas.

AVERTISSEMENT

Toute douleur gastrique, rythmée ou non par les repas, doit conduire à la consultation de votre médecin traitant. En effet, selon les caractéristiques de la douleur, les résultats des examens complémentaires, la thérapeutique, allopathique et/ou homéopathique sera différente.

NOTES

D'autre part, le pyrosis, c'est-à-dire la sensation d'acidité gastrique, peut être calmé par l'administration quotidienne dans un peu d'eau et avant les repas de :
ROBINIA 3 CH - 10 gouttes.

EVANOUISSEMENT

Voir : LIPOTHIMIE.

F

NOTES

FAIBLESSE
Voir : ASTHÉNIE.

FAIM
Voir : APPÉTIT.

FATIGUE
Voir : ASTHÉNIE.

FÉTIDITÉ
(mauvaise odeur dégagée par le corps)
C'est l'odeur désagréable voire nauséabonde des excrétions ou sécrétions du corps.

Traitement
- *En cas de fétidité de toutes ou de la plupart des sécrétions et excrétions :*
PSORINUM 5 CH - 3 granules, 2 fois par jour.
- *En cas de fétidité de la sueur, de l'haleine, des urines,* des pertes vaginales :
NITRICUM ACIDUM 5 CH - 3 granules, 2 fois par jour.
- *En cas de fétidité des urines, de la sueur ou de l'haleine :*
DAPHNE INDICA 5 CH - 3 granules, 2 fois par jour.

AVERTISSEMENT

L'avis médical s'imposera souvent pour éliminer en particulier une pathologie infectieuse.

FIÈVRE
Traitement
L'homéopathie propose un certain nombre de médicaments très efficaces devant toute élévation de la température.
- *Si la fièvre élevée survient brutalement,* en général après un coup de froid sec, si le malade a soif, est agité, anxieux, si son visage est rouge et sec :
ACONIT 9 CH - 1 dose au plus tôt ou 3 granules toutes les heures.
- *Si la fièvre élevée (40°) provoque de l'abattement,* une hypersensibilité, en particulier à la lumière, si le visage est rouge, si la transpiration est abondante :
BELLADONNA 5 CH - 3 granules toutes les heures.
- *Si avec une fièvre élevée, le malade n'a pas soif,* si sa peau est alternativement sèche et transpirante, ses urines rares et s'il présente une aggravation de son état général à la chaleur :
APIS 7 CH - 3 granules toutes les heures.

AVERTISSEMENT

La fièvre étant la manifestation d'une maladie, le traitement reste avant tout celui de la maladie en cause.

NOTRE CONSEIL

Si un enfant a de la fièvre, évitez de le couvrir. A partir de 38°5/39°, donnez-lui un bain à 37°, pendant une dizaine de minutes. Donnez-lui à boire à volonté.

- *Si la fièvre est peu élevée (38/38° 5),* si le malade se plaint de maux de tête, s'il saigne du nez, si son visage est alternativement rouge et pâle :
FERRUM PHOSPHORICUM 7 CH - 3 granules toutes les heures.
- *Si le malade a soif de grandes quantités d'eau froide,* si ses lèvres sont sèches et craquelées, ses maux de tête aggravés au moindre mouvement et si son état général s'améliore lorsqu'il se repose :
BRYONIA 5 CH - 3 granules toutes les heures.
- *Si la fièvre s'installe progressivement,* sans sensation de soif; si le malade est abattu, prostré et tremble, si sa peau est sèche et si il souffre de douleurs musculaires, :
GELSEMIUM 7 CH - 3 granules toutes les heures.
- *Si la fièvre est accompagnée d'agitation,* d'importantes douleurs musculaires, de nombreux frissons, si la langue est sombre avec un triangle rouge à la pointe :
RHUS TOXICODENDRON 5 CH - 3 granules toutes les heures.
- *Si une fatigue musculaire apparaît* ainsi que des sensations de meurtrissure de tout le corps, si le visage est rouge et chaud, alors que le reste du corps est froid :
ARNICA 5 CH - 3 granules toutes les heures.
- *En cas de soif intense brusque,* de frissons, de courbature généralisée, d'état grippal :
EUPATORIUM PERFOLIATUM 5 CH - 3 granules toutes les heures.
- *En cas de fièvres intermittentes,* de grande soif de boissons chaudes, d'agitation anxieuse, aggravée la nuit entre 1 h et 3 h :
ARSENICUM ALBUM 5 CH - 3 granules toutes les heures.

FISSURE

C'est une ulcération allongée et superficielle siégeant le plus souvent au niveau des jonctions cutanéo-muqueuses, mais aussi au niveau de la peau.

Traitement

- *Si vous êtes gourmand et si vous souffrez d' une fissure des lèvres* et des narines provoquant un suintement irritant et formant une croûte jaunâtre :
ANTIMONIUM CRUDUM 5 CH - 3 granules, 1 fois par jour.
- *Si vous vous écorchez les lèvres* jusqu'au sang au cours d'un rhume :
ARUM TRIPHYLLUM 5 CH - 3 granules, 1 à 2 fois par jour.
- *En cas de fissures aux coins des lèvres,* peu saignantes, douloureuses ou non, avec une irritation du tube digestif :
CONDURANGO 5 CH - 3 granules, 1 fois par jour.

NOTES

• Si un liquide jaune, épais et gluant, apparaît le plus souvent derrière les oreilles et aux coins des yeux :
GRAPHITES 5 CH - 3 granules,1 fois par jour.
• En cas de fissures aux jonctions cutanéo-muqueuses, surtout à l'anus mais aussi à la peau qui est très douloureuse, avec une sensation d'écharde enfoncée, qui saigne, si ces fissures sont atténuées par des applications chaudes :
NITRICUM ACIDUM 5 CH - 3 granules, 1 à 2 fois par jour.
• En cas de fissures sur une peau sèche et irritée, surtout l'hiver avec une aggravation au froid et une amélioration à l'air chaud et sec :
PETROLEUM 5 CH - 3 granules, 1 fois par jour.
• En cas de fissure anale avec une grande sensibilité au toucher, une sensation de cuisson ou d'écharde, d'humidité constante de l'anus et de violentes douleurs en allant à la selle :
PAEONIA 5 CH - 3 granules, 1 à 2 fois par jour.

FLATULENCE

Voir : AÉROPHAGIE.

FOIE (Mal au foie)

Le "mal au foie" impose souvent un drainage de cet organe, c'est-à-dire une stimulation de ses fonctions, digestive en particulier.

Traitement :

• En cas d'endolorissement du foie surtout au niveau du lobe droit avec une douleur irradiant à la pointe de l'omoplate droite. Si vous avez la langue jaune et l'haleine fétide :
CHELIDONIUM 3 CH - 3 granules, 1 à 2 fois par jour.
• En cas de foie un peu gros et sensible surtout au niveau du lobe gauche, la douleur hépatique est aggravée après le repas, par le mouvement et la pression ; la personne a une tendance à la constipation :
CARDUUS MARIANUS 3 CH - 3 granules, 1 à 2 fois par jour
• En cas de congestion du foie surtout au niveau du lobe moyen, de flatulence et de gargouillement, si la langue est dépapillée par endroits formant une carte de géographie :
TARAXACUM 3 CH - 3 granules, 1 à 2 fois par jour.
• Si le foie est peu ou pas sensible, mais que l'on ressent un goût amer aggravé la nuit et au réveil, si les selles sont pâles avec une alternance de diarrhée et de constipation :
SOLIDAGO 3 CH - 3 granules, 1 à 2 fois par jour.
• En cas d'endolorissement et de grande sensibilité du foie et de la vésicule biliaire, aggravés en position couchée sur le côté droit;si la

langue est chargée et les urines foncées :
LEPTANDRA 3 CH - 3 granules, 1 à 2 fois par jour.
- *En cas de congestion du foie avec un endolorissement,* des vomissements bilieux accompagnés de migraines et de constipation :
CHIONANTHUS 3 CH - 3 granules, 1 à 2 fois par jour.
- *En cas d'augmentation de volume et d'induration du lobe gauche* du foie, provoquant une douleur aggravée en position couchée sur le côté gauche; la faiblesse générale est améliorée en mangeant :
CHELONE GLABRA 3 CH - 3 granules, 1 à 2 fois par jour.

FRACTURES

Traitement

- *Pour résorber l'œdème et l'hématome consécutifs au choc :*
ARNICA 5 CH - 3 granules, 1 à 2 fois par jour.
- *Pour assurer une bonne consolidation et l'accélérer :*
CALCAREA PHOSPHORICA 5 CH - 3 granules, 1 fois par jour.
- *Si la douleur du foyer de la fracture est peu aggravée par le toucher :*
RUTA 5 CH - 3 granules, 1 à 2 fois par jour. (D'autant plus indiqué qu'il y a atteinte du ligament).
- *Si la douleur du foyer de la fracture est très nettement aggravée par le toucher :*
SYMPHYTUM 5 CH - 3 granules, 1 à plusieurs fois par jour en fonction des douleurs. (Permet une calcification du foyer de fracture sans cal exubérant).
- *En cas de douleurs dans les fractures de la colonne et des côtes :*
HYPERICUM 5 CH - 3 granules, 1 à plusieurs fois par jour.

FRAGILITÉ CAPILLAIRE

Voir : ECCHYMOSE.

FRIGIDITÉ

Voir : SEXUALITÉ.

FRILOSITÉ

La frilosité est une sensiblité particulière au froid qui peut être le fait d'une maladie dont la guérison résoudra le problème de la frilosité.

Traitement :
Nous citerons quelques médicaments homéopathiques qui traiteront une frilosité constitutionnelle excessive.

- *En cas de frilosité extrême chez une personne épuisée dont la peau*

NOTES

est d'un aspect malsain, qui souffre de sueurs abondantes, d'odeur fétide, et de fréquentes migraines :
PSORINUM 9 CH - 3 granules, 1 fois par jour.

• *En cas de frilosité extrême chez une personne maigre,* agitée, déminéralisée, présentant souvent des infections chroniques anciennes :
SILICEA 9 CH - 3 granules, 1 fois par jour.

• *En cas de très grande sensibilité au froid humide* déclenchant en particulier des rhumatismes et des maladies infectieuses :
DULCAMARA 5 CH - 3 granules, 1 fois par jour.

• *En cas de très grande frilosité, améliorée nettement par toutes les sources de chaleur,* chez une personne maigre, anxieuse :
ARSENICUM ALBUM 9 CH - 3 granules, 1 fois par jour.

FURONCLE

Voir : ABCÈS.

NOTRE CONSEIL
Ne jamais toucher les furoncles situés sur les ailes du

Il s'agit d'une inflammation circonscrite de la peau dont le siège est l'appareil pilo-sébacé (à la base d'un poil) caractérisée par une tuméfaction acuminée (clou) et la formation d'une petite escarre (bourbillon).
L'agent habituel en est le staphylocoque doré.

Traitement
Le traitement homéopathique est le même que celui des abcès cutanés et vous vous reporterez donc à ce chapitre.
Dans les furoncles à répétition, prenez en plus une dose par semaine de STAPHYLOCOCCINUM 9 CH.

96

GALACTORRHÉE

C'est l'écoulement spontané de lait, d'une façon surabondante chez une femme qui allaite, ou qui se trouve en dehors des conditions de lactation.

Traitement
Chez la femme qui allaite ou pendant la grossesse :
• *Si les seins sont gonflés, douloureux,* si la douleur s'aggrave à la moindre secousse et au toucher et s'atténue si les seins sont soutenus :
LAC CANINUM 5 CH - 3 granules, 2 à 3 fois par jour.
• *En cas de galactorrhée chez une femme nerveuse et déprimée :*
LACTUCA 9 CH - 3 granules, 2 à 3 fois par jour.
• *En cas de galactorrhée aqueuse chez une femme plutôt forte :*
CALCAREA CARBONICA 5 CH - 3 granules, 2 fois par jour.
• *Si les douleurs des seins sont linéaires hors des tétées;* le mamelon est très sensible pendant les tétées :
PHELLANDRIUM 5 CH - 3 granules, 3 à 4 fois par jour.

En dehors des périodes de lactation et de la grossesse :
• *En cas de sécrétion lactée chez les fillettes* ou les garçons avec ou sans inflammation de la glande mammaire :
MERCURIUS SOLUBILIS 5 CH - 3 granules, 2 fois par jour.
• *En cas de lactation à la puberté ou en dehors de l'allaitement :*
PIPER NIGRUM 5 CH - 3 granules, 2 fois par jour.
• *En cas d'inflammation de la glande mammaire* accompagnée d'une sécrétion lactée aggravée avant ou pendant les règles :
PULSATILLA 5 CH - 3 granules, 2 fois par jour.

GENOU (douleur du)

Voir : ARTHROSE DU GENOU.
Traitement
Pour calmer la douleur.
• *En cas de raideur du genou accompagnée du besoin de s'étirer,* les douleurs sont aggravées le matin par le mouvement et atténuées en s'étirant :
ANGUSTURA 5 CH - 3 granules, 2 fois par jour.
• *En cas de douleurs du genou, gauche en particulier,* aggravées en descendant les escaliers :
HELIANTHUS 5 CH - 3 granules, 2 fois par jour.
• *En cas de faiblesse musculaire du membre inférieur et de douleurs piquantes,* élançantes, aggravées par le froid, surtout humide, atténuées par la chaleur :

AVERTISSEMENT

Les médicaments cités ne présument en rien l'origine de la douleur qui nécessitera d'être précisée par un examen médical minutieux et si besoin est par des examens complémentaires.

KALIUM CARBONICUM 5 CH - 3 granules, 2 fois par jour.
• *En cas de douleur du tissu tendineux et musculaire* avec une sensation de courbature, le besoin de bouger, sans raideur aux premiers mouvements :
RUTA 5 CH - 3 granules, 2 à 3 fois par jour.

GERÇURE

Voir : FISSURE, CREVASSE.

Ce sont de petites fissures de l'épiderme et d'une partie du derme observées surtout au niveau des lèvres, des mains et des mamelons.

Traitement
• *En cas de gerçures accompagnées d'un suintement irritant* formant des croûtes épaisses et jaunâtres surtout aux commissures des lèvres, des yeux, à l'orifice des narines et derrière les oreilles :
ANTIMONIUM CRUDUM 5 CH - 3 granules, 2 fois par jour.
• *Si la gerçure de la lèvre supérieure intervient au cours d'un rhume;* la personne s'écorche les peaux jusqu'au sang :
ARUM TRIPHYLLUM 5 CH - 3 granules, 3 à 4 fois par jour.
• *En cas de gerçures aux coins des lèvres peu saignantes* et peu douloureuses chez une personne présentant une irritation du tube digestif :
CONDURANGO 5 CH - 3 granules, 2 fois par jour.
• *Si la peau sèche et épaisse, d'aspect sale présente des gerçures aux mains,* aux doigts et aux orteils, très aggravées par le froid et l'hiver mais améliorées à la chaleur :
PETROLEUM 5 CH - 3 granules, 2 fois par jour.

GINGIVITE

C'est l'inflammation des gencives.

Traitement
• *Si une personne très ballonnée après les repas et à la digestion lente, a ses gencives rétractées, sensibles au toucher,* qui saignent à la succion, au brossage des dents :
CARBO VEGETABILIS 5 CH - 3 granules, 2 fois par jour.
• *Si la gingivite entraîne un œdème rosé et brillant,* des douleurs piquantes, aggravées en buvant chaud mais améliorées en buvant froid :
APIS 5 CH - 3 granules, 3 à 4 fois par jour.
• *Si les gencives gonflées, très rouges provoquent une douleur battante* :
BELLADONNA 5 CH - 3 granules, 3 à 4 fois par jour.

NOTRE CONSEIL
Faites effectuer des détartrages réguliers par votre dentiste. Evitez le tabac.

- *Si la gingivite saignante s'accompagne d'anémie* :
AGAVE 5 CH - 3 granules, 3 à 4 fois par jour.
- *Si un abcès contenant du pus malodorant survient sur des gencives qui saignent*, hypersensibles au toucher; si les douleurs sont aggravées au contact du froid :
HEPAR SULFUR 5 CH - 3 granules, 3 à 4 fois par jour.
- *Si les gencives gonflées, spongieuses, saignent facilement*, sont sensibles au toucher. Si la personne a une hypersalivation et une mauvaise haleine, si sa langue est épaisse, molle, humide et recouverte d'un enduit blanc jaunâtre gardant l'empreinte des dents :
MERCURIUS SOLUBILIS 5 CH - 3 granules, 3 à 4 fois par jour.
- *En cas de gingivite très saignante* :
PHOSPHORUS 5 CH - 3 granules, 3 à 4 fois par jour.
- *Si les gencives enflées, spongieuses, rouge bleuâtre sombre, saignent facilement*, si l'haleine est fétide, si les douleurs brûlantes sont aggravées par le froid et par la boisson froide, mais sont atténuées par le chaud ou la boisson chaude :
KREOSOTUM 5 CH - 3 granules, 3 à 4 fois par jour.

GOUTTE (Crise de)

C'est une maladie constitutionnelle, souvent héréditaire, associant un trouble métabolique de l'acide urique (le plus souvent augmenté), avec des inflammations articulaires. Elle se complique parfois de rhumatismes goutteux et de lithiases rénales.

Traitement
La goutte nécessitera un traitement de la poussée inflammatoire articulaire et un traitement de fond du terrain goutteux prescrit par le médecin homéopathe.
La "crise de goutte" siège en général au niveau du gros orteil qui est gonflé, rouge, chaud, très douloureux surtout la nuit avec une hypersensibilité au moindre toucher.
- *En cas de symptômes semblables à ceux décrits ci-dessus* avec, en outre une diminution des douleurs à la chaleur :
COLCHICUM D3 - 10 gouttes, 5 à 6 fois par jour.
- *En cas d'œdème rosé de l'articulation* accompagné de douleurs piquantes, atténuées par les applications froides :
APIS MELLIFICA 5 CH - 3 granules, 5 à 6 fois par jour.
- *En cas d'articulation enflée, rouge et chaude*, de douleurs piquantes aggravées par le moindre mouvement et le moindre toucher mais atténuées par la pression forte et soutenue :
BRYONIA 5 CH - 3 granules, 5 à 6 fois par jour.

NOTES

NOTRE CONSEIL
Prenez vos médicaments allopathiques dans un verre d'eau de Vichy. Cette eau alcalinise les urines et évite la formation de calculs d'acide urique.

• *En cas de gonflement articulaire pâle et froid au toucher*, accompagné d'une sensation de chaleur brûlante des pieds et de douleur aggravée à la chaleur locale, mais atténuée par le froid :
LEDUM PALUSTRE 5 CH - 3 granules, 5 à 6 fois par jour.

Acide urique

L'augmentation d'acide urique dans le sang ou hyperuricémie peut provoquer des crises de goutte. Elle doit être prévenue par une bonne hygiène alimentaire. (Peu ou pas d'alcool, en revanche boire beaucoup d'eau, évitez les abats). Si le régime n'est pas suffisant, certains médicaments homéopathiques peuvent venir pallier les surcharges uriques.

Traitement

S'il n'y a pas ou peu de dépôts d'acide urique au niveau articulaire :

• *Lorsque le patient ressent des douleurs diffuses aggravées par temps froid*, humide et neigeux, si ses urines sont troubles et malodorantes :
FORMICA RUFA 5 CH - 3 granules par jour.

• *Si les articulations présentent des déformations avec une rétractation tendineuse*, si les douleurs ressenties sont aggravées par la chaleur et le mouvement mais atténuées si le patient mange une pomme :
GUAIACUM 5 CH - 3 granules par jour.

• *Si les déformations articulaires et les douleurs sont aggravées le matin et par le mouvement* :
LITHIUM CARBONICUM 5 CH - 3 granules par jour.

Si des dépôts d'acide urique existent au niveau articulaire :

• *En cas d'urines peu abondantes,* troubles, contenant de nombreux sédiments :
AMMONIUM BENZOICUM 5 CH - 3 granules par jour.

• *En cas d'émission d'urines irrégulière,* qui diminue ou n'est pas suffisante et qui accentue les douleurs :
BENZOICUM ACIDUM 5 CH - 3 granules par jour.

• *Si les douleurs articulaires s'accompagnent d'une sensation de froid*, paradoxalement soulagée par une application locale de froid, ou lorsque les urines présentent un sédiment rougeâtre :
LEDUM PALUSTRE 5 CH - 3 granules par jour.

GRINCEMENTS DE DENTS

Avant tout, devant un grincement de dents, il faut penser à une verminose et on se reportera à ce chapitre.

Traitement
* *En cas de grincement des dents au moment de la dentition* chez un enfant capricieux, agité, calmé lorsqu'il est bercé, porté ou promené en voiture :
CHAMOMILLA 7 CH ou 9 CH - 3 granules, 2 à 3 fois par jour.
* *En cas de trouble de la dentition accompagné d'une douleur des gencives* qui sont rouges . Si l'enfant a besoin de les frotter l'une contre l'autre ou de mâchonner :
PODOPHYLLUM 5 CH - 3 granules, 2 à 3 fois par jour.
* *Si les symptômes sont les mêmes que pour la prescription de PODOPHYLLUM* sans la rougeur des gencives :
PHYTOLACCA 5 CH - 3 granules, 2 à 3 fois par jour.
* *En cas de grincement de dents lors de terreurs nocturnes* avec une peur de l'obscurité :
STRAMONIUM 9 CH - 3 granules, 2 à 3 fois par jour.
* *Si l'enfant, très nerveux, grince des dents en dormant,* a des vers, fait des cauchemars, :
CINA 7 CH - 3 granules, 1 à 2 fois par jour.
* *En cas de grincements des dents chez l'enfant ou l'adulte* par spasmes des muscles de la face :
MYGALE 7 CH - 3 granules, 1 à 2 fois par jour.
* *En cas de grincements des dents dus à une névralgie dentaire* atténuée temporairement par de l'eau froide gardée dans la bouche, et d'insomnie au début de la nuit due à une hyperactivité cérébrale :
COFFEA 7 CH - 3 granules, 1 à 2 fois par jour.

GRIPPE (Etats grippaux)

Traitement
Le traitement homéopathique de la grippe donne des résultats rapides et raccourcit considérablement l'évolution de cette affection virale épidémique,généralement banale mais pouvant parfois se compliquer.

* *Dès que l'on sent les premiers frissons* et que l'on sait être en période épidémique, prendre 1 dose d'INFLUENZINUM 9 CH et le lendemain 1 dose de SERUM de YERSIN 9 CH.
* *Si la grippe apparaît très brutalement, après un coup de froid sec,* si la température est élevée, la peau très chaude, rouge et sèche, si le malade est assoiffé, agité et anxieux surtout vers minuit :
ACONIT 7 CH - 1 dose au plus tôt dès les premiers symptômes ou 3

NOTRE CONSEIL
En prévention pendant l'hiver, d'octobre à mars, prenez 1 dose 1 fois par mois d'INFLUENZINUM 9 CH.

granules, toutes les heures également dès les premiers symptômes.
• *Lorsque la transpiration apparaît avec une température élevée,* si la peau très rouge et très chaude rayonne la chaleur, si la bouche et la gorge sont sèches, la toux douloureuse, la soif intense et si le malade est très abattu :
BELLADONNA 5 CH - 3 granules, 4 à 6 fois par jour
• *Si le malade a de la fièvre, n'a pas soif, est faible,* courbatu avec des frissons et des tremblements, est abattu, somnolent, a mal à la tête avec une sensation de lourdeur :
GELSEMIUM 5 CH - 3 granules, 4 à 6 fois par jour.
• *En cas de grand abattement avec des frissons,* une sensation de froid, un désir d'être couvert sauf lorsque la fièvre apparaît, mais sans sueurs :
CAMPHORA 5 CH - 3 granules, 4 à 6 fois par jour.
• *En cas de courbatures généralisées avec une sensation de douleurs osseuses,* de douleur de la tête et des globes oculaires, peu ou pas de sueurs, une soif et une aggravation de tous les symptômes au froid :
EUPATORIUM PERFOLIATUM 5 CH - 3 granules, 4 à 6 fois par jour.
• *En cas de sensation de nez plein avec des éternuements,* des besoins constants et inefficaces de se moucher, des douleurs frontales et des sinus frontaux qui disparaissent quand l'écoulement nasal apparaît :
STRICTA PULMONARIA 5 CH - 3 granules, 4 à 6 fois par jour.
• *Si le malade a de la fièvre, la bouche sèche, a soif de grande quantité d'eau froide;* si sa toux sèche et douloureuse est aggravée à la chaleur, si son mal de tête est aggravé en toussant ou en bougeant la tête, si ses douleurs musculaires sont aggravées par le moindre mouvement :
BRYONIA 5 CH - 3 granules, 4 à 6 fois par jour.
• *Si le malade a de la fièvre, un visage très rouge presque pourpre,* un triangle rouge vif à la pointe de la langue, des douleurs musculaires diffuses atténuées par le mouvement, une toux sèche très aggravée au froid :
RHUS TOXICODENDRON 5 CH - 3 granules, 4 à 6 fois par jour.
• *Par temps froid et humide,* si le malade a des frissons surtout dans le dos, a soif et ne transpire pas :
DULCAMARA 7 CH - 1 dose dès les premiers symptômes ou 3 granules, 3 à 4 fois par jour.
• *Une fois les symptômes grippaux passés,* pour assurer une meilleure et plus rapide convalescence :
SARCOLACTIC ACID 9 CH - 1 dose (en particulier s'il y a eu beaucoup de courbatures).

GROSSESSE

La grossesse nécessite une surveillance médicale attentive. Le recours à la thérapeutique homéopathique sera nécessaire, elle est d'une efficacité remarquable vis-à-vis de divers symptômes gênant la future mère et d'une totale innocuité vis-à-vis de l'enfant et de la mère.

Traitement
Contre les nausées, qui disparaissent en général définitivement au 4ème mois :
- *Si vous avez des nausées constantes* qui ne sont pas atténuées par les vomissements, une salivation intense :
IPECA 5 CH - 3 granules, 2 à 3 fois par jour.
- *Si vous avez des nausées, aggravées en voiture,* par le mouvement ou la vue du mouvement, par les odeurs de cuisine et le matin au lever, une tendance aux vertiges :
COCCULUS 5 CH - 3 granules, 2 à 3 fois par jour.
- *En cas de nausées avec une sensation de vide à l'estomac,* aggravées par l'odeur du tabac, améliorées par une inspiration profonde. Paradoxalement, vos nausées et les vomissements seront aggravés par les boissons alors que les aliments solides mêmes lourds, seront mieux tolérés :
IGNATIA 5 CH - 3 granules, 2 à 3 fois par jour.
- *En cas de vomissements soudains non précédés de nausées :*
APOMORPHINUM MURIATICUM 5 CH - 3 granules, avant les repas.
- *En cas de nausées et de vomissements aggravés au moindre mouvement,* mais améliorés en position couchée sur le dos, immobile et provoquant un dégoût des aliments :
SYMPHORICARPUS 5 CH - 3 granules, 2 à 3 fois par jour.
- *En cas de nausées aggravées au réveil et par l'odeur des aliments* ou des odeurs de cuisine, de sensation de creux à l'estomac non améliorée en mangeant, et de vomissements parfois incœrcibles :
SEPIA 5 CH - 3 granules, 2 à 3 fois par jour, voire plus souvent.

Contre les douleurs abdominales :
- *En cas de douleurs aggravées par les mouvements du fœtus* avec la sensation que ce dernier est en travers de l'abdomen :
ARNICA 5 CH - 3 granules, 2 à 3 fois par jour.
- *En cas d'endolorissement des muscles abdominaux* sensibles au toucher, et de sensation de compression de l'utérus :
BELLIS PERENIS 5 CH - 3 granules, 2 à 3 fois par jour.

Contre les douleurs lombaires :
- *En cas de faiblesse douloureuse des muscles dorso-lombaires* qui

---

AVERTISSEMENT

La grossesse nécessite une surveillance médicale attentive. Le recours à la thérapeutique homéopathique sera nécessaire, elle est d'une efficacité remarquable vis-à-vis de divers symptômes gênant la future mère et d'une totale innocuité vis-à-vis de l'enfant et de la mère.

vous oblige à vous pencher en avant, atténuée en position étendue et par une pression forte :
KALIUM CARBONICUM 5 CH - 3 granules, 1 à 2 fois par jour.
• *En cas de douleur lombo-sacrée pesante chez une femme déprimée,* qui se sent mieux lorsqu'elle est occupée ou distraite :
HELONIAS 5 CH - 3 granules, 1 à 2 fois par jour.
• *En cas de douleur dans la région sacro-iliaque,* atténuée par le port d'une gaine serrée ou par une pression large et soutenue :
TRILLIUM PENDULUM 5 CH - 3 granules, 1 à 2 fois par jour.
• *En cas de douleur tiraillante dans la région lombo-sacrée,* avec une sensation de pesanteur, aggravée debout, à genoux et en marchant, atténuée par la pression forte et en position couchée sur un plan dur :
SEPIA 5 CH - 3 granules, 1 à 2 fois par jour.

Contre les varices et les troubles veineux des membres inférieurs :

• *En cas de varices des membres inférieurs et de varices vulvaires,* avec une sensation de meurtrissure, des varicosités bleuâtres avec une fragilité des parois veineuses, des ecchymoses faciles :
HAMAMELIS 4 CH en gouttes D6 - 20 gouttes, 1 à 2 fois par jour; ou en 4 CH - 3 granules, 1 à 2 fois par jour.
• *En cas de varices dues à la grossesse rendant la marche difficile* avec sensation de courbature et sensibilité au toucher :
BELLIS PERENIS 5 CH - 3 granules, 1 à 2 fois par jour.
• *En cas de varices douloureuses dues à la grossesse :*
MILLEFOLIUM 5 CH - 3 granules, 1 à 2 fois par jour.

Contre la constipation :

• *En cas de constipation,* sans envie d'aller à la selle, avec de grosses selles dures et pâles nécessitant de gros efforts :
COLLINSONIA 5 CH - 3 granules, 1 à 2 fois par jour.
• *En cas de constipation sans envie d'aller à la selle avec une sensation de pesanteur dans le rectum* comme si une balle y était coincée, avec de petites selles dures et foncées :
SEPIA 5 CH - 3 granules, 1 à 2 fois par jour.
Pour les autres médicaments, on se reportera au chapitre *CONSTIPATION.*

Contre les hémorroïdes :

• *En cas d'hémorroïdes extériorisées,* saignantes, très douloureuses accompagnées de douleurs piquantes, de démangeaisons, atténuées par des applications chaudes :
COLLINSONIA 5 CH - 3 granules, 1 à 2 fois par jour.
• *En cas d'hémorroïdes internes ou externes,* peu ou pas

douloureuses, peu ou pas saignantes, atténuées par des applications froides :
AESCULUS HIPPOCASTANUM 4 CH - 3 granules, 1 à 2 fois par jour ou en D6 - 20 gouttes, 1 à 2 fois par jour.

Contre le pyrosis :
Très fréquent chez la femme enceinte, c'est une sensation de brûlure remontant le long de l'œsophage accompagnée par des renvois de liquide acide et brûlant. Ce symptôme disparaît après l'accouchement mais sera atténué en prenant :
CAPSICUM 5 CH - 3 granules, 2 à 3 fois par jour.

Contre les cystites :
Fréquentes chez la femme enceinte; reportez-vous au chapitre *CYSTITE*, mais vous aurez intérêt à prendre durant toute la grossesse1 dose, 1 à 2 fois par mois de COLIBACILLINUM 9 CH.

Contre l'hypersalivation :
C'est un symptôme peu fréquent mais parfois très gênant et très désagréable :
GRANATUM 5 CH - 3 granules, 1 à 2 fois par jour
• *Si des sueurs abondantes sont associées :*
JABORANDI 5 CH - 3 granules, 1 à 2 fois par jour.

Contre les douleurs du 3ème trimestre :
• *En cas de contractions utérines de faux travail :*
CAULOPHYLLUM 5 CH - 3 granules, 2 à 3 fois par jour.
• *En cas de crainte de l'accouchement,* si vous êtes énervée et si vous éprouvez des douleurs spasmodiques :
ACTAEA RACEMOSA 5 CH - 3 granules, 2 à 3 fois par jour.

Contre les phénomènes de dépression nerveuse pendant la grossesse :
• *En cas de grande fatigabilité chez une femme déprimée* dont l'état psychique est très amélioré lorsqu'elle est occupée :
HELONIAS 9 CH - 3 granules, 1 fois par jour.
• *Si vous êtes triste et déprimée,* si vous éprouvez une sensation de grande pesanteur du bas du ventre et si vous n'arrivez pas à vous intéresser au reste :
SEPIA 9 CH - 3 granules, 1 fois par jour.

NOTES

NOTRE CONSEIL
Pour traiter les maux de la période de grossesse, il existe un médicament que nous citons souvent.
SEPIA atténue le choasma (masque de grossesse), les nausées au réveil ou provoquées par l'odeur des aliments, la sensation de creux à l'estomac non améliorée en mangeant, les vomissements, la constipation, la tendance aux varices et aux hémorroïdes, la dépression et la fatigue. Vous le prendrez en dose en 7 ou 9 CH, 1 fois par semaine ou 2 fois par mois, ou encore en granules en 5 CH, 1 à 2 fois par jour pour des symptômes locaux. Pour traiter les maux de la période de grossesse, il existe un médicament que nous citons souvent.
SEPIA atténue le choasma (masque de grossesse), les nausées au réveil ou provoquées par l'odeur des aliments, la sensation de creux à l'estomac non améliorée en mangeant, les vomissements, la constipation, la tendance aux varices et aux hémorroïdes, la dépression et la fatigue. Vous le prendrez en dose en 7 ou 9 CH, 1 fois par semaine ou 2 fois par mois, ou encore en granules en 5 CH 1 à 2 fois par jour pour des symptômes locaux.

NOTES

HANCHE (Douleurs)

Voir : ARTHROSE DE LA HANCHE.

Traitement

• *En cas de douleurs de la hanche avec une irradiation dans la cuisse*, qui s'aggrave au moindre mouvement :
ALLIUM SATIVUM 5 CH - 3 granules, matin et soir.
• *En cas de douleurs rhumatismales très sensibles aux changements de temps* :
NATRUM SULFURICUM 7 CH - 3 granules, 2 fois par jour.
• *En cas d'élancements dans la hanche gauche* :
IRIS VERSICOLOR 5 CH - 3 granules, 2 fois par jour.
• *En cas de douleurs dans la hanche gauche*, qui s'aggravent au repos et s'atténuent par le mouvement et la pression forte :
RAUWOLFIA SERPENTINA 5 CH - 3 granules, 2 fois par jour.

HEMATOME

Voir : ECCHYMOSE.

HEMORRAGIES

Traitement

• *En cas d'hémorragie provoquant une grande pâleur*, une syncope et un refroidissement général :
CHINA 5 CH - 3 granules, 4 à 6 fois par jour.
• *En cas d'hémorragie de sang rouge vif et brillant* avec une pâleur du visage :
IPECA 5 CH - 3 granules, 4 à 6 fois par jour.
• *En cas d'hémorragie de sang chaud avec parfois des petits caillots noirs* :
BELLADONNA 7 CH - 3 granules, 4 fois par jour.
• *En cas d'hémorragie de sang noir qui coagule vite* :
CACTUS GRANDIFLORUS - 3 granules, 3 à 4 fois par jour.
• *En cas d'hémorragie de sang noir* :
ELAPS 5 CH - 3 granules, 4 fois par jour.
• *En cas d' hémorragie de sang froid brillant en jets* :
ERIGERON 5 CH - 3 granules, 3 à 5 fois par jour.
• *En cas d'hémorragie de sang noir qui coagule mal* :
HAMAMELIS 5 CH -3 granules, 3 fois par jour.
• *En cas d'hémorragie de sang noir, épais qui soulage généralement* :
LACHESIS 7 CH - 3 granules, 3 à 5 fois par jour.

AVERTISSEMENT

Dans tous les cas, il est absolument nécessaire de consulter son médecin.

• *En cas d'hémorragie de sang rouge brillant et fluide* ou pour prévenir une hémorragie :
MILLEFOLIUM 5 CH - 3 granules, 4 fois par jour.

HEMORROIDES

C'est une dilatation des veines qui provoque une tumeur variqueuse à l'anus et au rectum.

Traitement

• *En cas de douleur piquante de l'anus,* qui ne s'accompagne généralement d'aucun saignement :
AESCULUS HIPPOCASTANUM 5 CH - 3 granules, 4 fois par jour.
• *Quand les hémorroïdes sont volumineuses* et suintent en provoquant des douleurs piquantes :
PAEONIA 4 CH - 3 granules, matin, midi et soir.
• *En cas d'hémorroïdes très douloureuses,* améliorées par la chaleur :
MURIATICUM ACIDUM 4 CH - 3 granules, 3 fois par jour.
• *En cas d'hémorroïdes en grappes, suintantes,* provoquant des démangeaisons :
ALŒ 5 CH - 3 granules, 3 fois par jour.
• *En cas d'hémorroïdes de couleur violacée,* améliorées par le saignement :
LACHESIS 5 CH - 3 granules, 2 à 3 fois par jour.
• *En cas d'hémorroïdes accompagnées de constipation,* améliorées par le froid :
NUX VOMICA 7 CH - 3 granules, 3 fois par jour.
• *En cas d'hémorroïdes saignantes* qui s'aggravent au moindre toucher et s'accompagnent de constipation :
LYCOPODIUM 7 CH - 3 granules, 3 fois par jour.
• *En cas d'hémorroïdes dues à une grossesse :*
COLLINSONIA 5 CH - 3 granules, 3 fois par jour.
• *En cas d'hémorroïdes suintantes, qui s'accompagnent de douleurs pendant et après la selle :*
RATANHIA 4 CH - 3 granules, 3 fois par jour.
• *En cas de grosses hémorroïdes douloureuses,* saignant facilement avec sensation de plénitude rectale :
SEPIA 7 CH - 3 granules, 3 fois par jour.
Et dans tous les cas, après un bain de siège, prenez les suppositoires AESCULUS COMPOSE 1 à 2 fois par jour et mettez de la pommade du même nom.

Eczéma anal

C'est une dermatose qui démange, parfois suintante, complication possible des hémorroïdes.
Traitement
• *En cas d'eczéma anal provoquant des douleurs piquantes,* surtout la nuit, aggravées après la selle ou en s'asseyant :
GRAPHITES 5 CH - 3 granules par jour
• *En cas de sensation de constriction de l'anus,* chez une personne hépatique dont les selles flottent :
CHELIDONIUM 5 CH - 3 granules par jour
• *En cas de démangeaisons anales intenses,* vous alternerez le médicament précédent avec :
TEUCRIUM MARUM VERUM 4 CH - 3 granules par jour

Fissure anale

C'est une ulcération de la muqueuse anale, également complication des hémorroïdes.
Traitement
Il ne s'agit ici que d'essayer de retarder l'échéance chirurgicale.
• *En cas de lésion, de fissure à la jonction peau-muqueuse :*
NITRICUM ACIDUM
• *En cas d'ulcérations anales douloureuses et suintantes :*
PAEONIA
• *Si la fissure anale provoque des douleurs aiguës et brûlantes, comme si le rectum était rempli d'éclats de verre :*
RATANHIA
Ces médicaments seront pris, matin et soir, dans un peu d'eau à raison de 30 gouttes de :
PAEONIA 4 CH
RATANHIA 4 CH
NITRIC ACID 4 CH
PAEONIA ET RATANHIA peuvent également être utilisés localement en teinture mère, sous forme de pommade, seuls ou en association.

HERPES

C'est une affection virale, due au virus herpétique, localisée sur les tissus dermiques et épidermiques.
Au début, la douleur est à type de brûlures, puis apparaît une démangeaison, une petite zone rouge, puis une vésicule et enfin la croûte.

Traitement.
- *Dans tous les cas* il est recommandé de prendre dès que possible :
VACCINOTOXINUM 7 CH - 1 dose.
- *En cas de petites vésicules brûlantes,* localisées aux lèvres :
BORAX 4 CH - 3 granules, 2 fois par jour.
- *En cas de douleurs brûlantes atténuées par la chaleur :*
RHUS TOXICONDENDRON 4 CH - 3 granules, 2 fois par jour.
- *Si les vésicules sont bleutées,* brûlantes et démangent :
RANUNCULUS BULBOSUS 4 CH - 3 granules, 2 fois par jour.
- *En cas d'herpès labial,* avec une fissure médiane de la lèvre inférieure :
NATRUM MURIATICUM 7 CH - 3 granules, 2 fois par jour.
- *Lorsque les vésicules sont grosses et très brûlantes :*
CANTHARIS 4 CH - 3 granules, 2 fois par jour.
- *Lorsque les croûtes sont grosses et très prurigineuses :*
MEZEREUM 4 CH - 3 granules, matin et soir.

HOQUET

Traitement
- *En cas de hoquet provoqué par des troubles digestifs,* calmé momentanément en buvant de l'eau froide :
CUPRUM METALLICUM 5 CH - 3 granules, 3 à 5 fois par jour.
- *En cas de hoquet par spasmes :*
HYOSCIAMUS 4 CH - 3 granules, 3 à 5 fois par jour.
- *Si le hoquet survient après une contrariété :*
IGNATIA 5 CH - 3 granules, 3 à 5 fois par jour.
- *Si le hoquet survient après des abus alimentaires :*
NUX VOMICA 5 CH - 3 granules, 3 à 5 fois par jour.

HYDARTHROSE

Voir : ARTHROSE.

HYPERTENSION ARTERIELLE

Traitement
- *En cas de sensation de sang à la tête,* de bouffées de chaleur, de palpitations, d'artères qui battent :
AURUM METALLICUM 7 CH - 3 granules, matin et soir.
- *Si le visage est rouge, chaud et congestionné,* si les artères battent, surtout au niveau du cou :
GLONOINE 5 CH - 3 granules, 2 fois par jour.
- *En cas de sensation de chaleur à la tête,* avec conjointement des maux de tête assez violents, les artères qui battent :
BELLADONNA 7 CH - 3 granules, 2 fois par jour.

AVERTISSEMENT

L'hypertension nécessite une consultation spécialisée chez le cardiologue et doit être suivie régulièrement par le médecin généraliste.
Le traitement homéopathique ne sera pas toujours suffisant, il permettra souvent d'éviter l'aggravation des chiffres tensionnels et sera pris conjointement au traitement classique.

NOTES

- *Si le visage est congestionné,* rouge et chaud avec des sueurs chaudes, alors que les extrémités sont froides :
OPIUM 9 CH - 3 granules, 2 fois par jour.
- *En cas de bouffées de chaleur par afflux de sang à la tête,* avec souvent des maux de tête associés :
LACHESIS 9 CH - 3 granules, 2 fois par jour (médicament de l'hypertension qui débute au moment de la ménopause).
- *Pour l'hypertension du troisième âge,* après la soixantaine, avec une baisse importante des activités :
BARYTA CARBONICA 5 CH - 3 granules, matin et soir.
- *En cas d'hypertension grave chez une personne déminéralisée* :
PHOSPHORUS 9 CH - 3 granules, 2 fois par jour.
- *En cas d'hypertension accompagnée de bouffées de chaleur,* chez une personne qui ne supporte pas la chaleur, sujette à de violentes palpitations surtout la nuit :
SULFUR 9 CH - 3 granules, 2 fois par jour.
- *En cas d'hypertension par hyperémotivité;* la personne a la sensation que son cœur va s'arrêter de battre s'il ne bouge pas :
GELSEMIUM 7 CH - 3 granules, 2 fois par jour.

HYPOTENSION ARTERIELLE

Traitement

AVERTISSEMENT

L'hypotension nécessite une consultation spécialisée chez le cardiologue et doit être suivie régulièrement par le médecin généraliste.

- *En cas de grande fatigue cérébrale et physique* accompagnée d'une hypersensibilité :
KALIUM PHOSPHORICUM 7 CH - 3 granules, 2 fois par jour.
- *Chez une personne solitaire, déprimée,* le plus souvent anémique, frileuse, amaigrie, dont l'état s'aggrave au bord de la mer :
NATRUM MURIATICUM 9 CH - 3 granules, 2 fois par jour.
- *Chez une personne anémique, très fatiguée,* pâle, qui est sujette à des vertiges et recherche le grand air :
CHINA 5 CH - 3 granules, 2 fois par jour.
- *Chez une personne pâle par anémie,* souffrant de bouffées de chaleur, de vertiges et de bourdonnements d'oreilles :
FERRUM METALLICUM 5 CH - 3 granules, 2 fois par jour.
- *Chez une personne plutôt jeune,* qui ne supporte pas la chaleur, généralement maigre et asthénique :
SULFUR IODATUM 9 CH - 3 granules, matin et soir.

NOTES

IMPETIGO

L'impétigo bactérien touche essentiellement les enfants. Il peut être dû à un streptocoque, ou à un staphilocoque ou aux deux. Des bulles, puis des pustules, au contenu purulent, apparaissent.

Traitement

• *Les draineurs cutanés aideront l'organisme à éliminer les toxines* :
FUMARIA 4 CH,
SAPONARIA 4 CH,
VIOLA TRICOLOR 4 CH - 20 gouttes, matin et soir
• *En cas de croûtes blanchâtres ou grisâtres,* qui laissent sourdre un liquide jaune, visqueux et épais comme du miel :
GRAPHITES 7 CH - 1 dose.
• *Chez un enfant plutôt gros,* à la peau pâle, qui souffre de sueurs abondantes et sûres :
CALCAREA CARBONICA 9 CH - 1 dose.
Ces deux médicaments sont à prendre en alternance tous les 8 jours.
• *Chez un enfant qui mange beaucoup,* grognon, qui a des croûtes épaisses et jaunâtres, dont les démangeaisons, situées aux commissures des lèvres, aux bords des narines et des yeux, sont aggravées la nuit et par la chaleur :
ANTIMONIUM CRUDUM 5 CH - 3 granules par jour.
• *Si les lèvres sont écorchées, toujours à vif* :
ARUM TRIPHYLLUM 5 CH - 3 granules par jour.
• *En cas de croûtes blanchâtres,* de démangeaisons brûlantes aggravées par la chaleur (surtout la chaleur du lit) :
MEZEREUM 5 CH - 3 granules par jour.
• *Pour désinfecter localement* :
CALENDULA T.M. diluée dans un peu d'eau bouillie.

IMPUISSANCE

Voir : *SEXUALITÉ (Touble de la).*

INCONTINENCE D'URINE

Voir : *ENURÉSIE.*

INDIGESTION

Voir : *ESTOMAC (Maux d').*

111

NOTES

NOTRE CONSEIL

A titre préventif, prenez une heure avant le bain de soleil, 3granules de MYRISTICA SEBIFERA 4 CH. Ce médicament doit être pris matin et soir, pendant la durée du séjour au soleil.

AVERTISSEMENT

Si le traitement homéopathique prend le relais d'un traitement allopathique, celui-ci doit être arrêté très progressivement.

INSOLATION

L'insolation, due à une exposition trop prolongée au soleil, se définit par une forte fièvre et des maux de tête.

Traitement
NATRUM CARBONICUM 5 CH.
GLONOINUM 5 CH.
OPIUM 7 CH
3 granules toutes les heures.

INSOMNIE

Le traitement homéopathique de l'insomnie donne des résultats remarquables.

Traitement

Insomnies dues à une suractivité physique et/ou psychique

• *Si votre activité professionnelle est intense,* si vous abusez des stimulants (café, alcool, tabac, etc...), si vous vous réveillez 2 à 3 heures après vous être endormi et vous vous rendormez peu avant que le réveil ne sonne :
NUX VOMICA 7 CH - 3 granules, le soir au coucher.
• *Si vous êtes triste, découragé, sans volonté, irritable et émotif :*
KALIUM PHOSPHORICUM 7 CH - 3 granules, le soir au coucher.

Insomnies dues à des soucis

• *Si vous êtes triste, hypersensible, émotif,* assoupi dans la journée, si votre sommeil agité est troublé par de mauvais rêves, avec un réveil à 4 heures du matin :
THUYA 5 CH - 3 granules, le soir au coucher.
• *Chez des enfants ou des personnes affaiblies,* hypersensibles, nerveuses :
AMBRA GRISEA 7 CH - 3 granules, le soir au coucher.
• *Si vous êtes susceptible, intériorisé, si vos soucis réapparaissent la nuit et provoquent l'insomnie :*
STAPHYSAGRIA 7 CH - 3 granules, le soir au coucher.

Insomnies par troubles circulatoires

• *Si l'insuffisance circulatoire veineuse est aggravée le soir,* par la chaleur de la chambre, si vous ne pouvez vous endormir le soir et si vous ne vous réveillez pas le matin :
PULSATILLA 7 CH - 3 granules, le soir.

- *Si vous êtes mélancolique et triste le matin au réveil* et que vous vous sentiez toujours mieux le soir, si votre sommeil est agité et traversé de cauchemars
LACHESIS 7 CH - 3 granules, le soir.
- *Si vous êtes anxieux, plutôt apathique,* si des idées désagréables vous assaillent dès que vous vous endormez, votre positon habituelle étant sur le dos, les mains derrière la tête :
CALCAREA CARBONICA 7 CH - 3 granules, le soir.
- *Si vous êtes plutôt bon vivant,* que vous avez toujours trop chaud, que votre sommeil est léger :
SULFUR 7 CH - 3 granules, le soir.

A côté du médicament spécifique de l'insomnie, prenez systématiquement avant le coucher, 100 gouttes dans un peu d'eau du mélange phytothérapique suivant :
TILIA TOMENTOSA Bg MG 1D.
PASSIFLORA T.M.
ESCHSCHOLTZIA T.M.
Prenez également au coucher, 1 ampoule perlinguale de :
GLAUCONIE D 8.
Dans les insomnies rebelles, GLAUCONIE sera remplacé par :
BULBINUM 9 CH (1 ampoule perlinguale).

Insomnies de l'enfant

- *Si l'enfant est agité et intolérant à la douleur,* se réveille la nuit et ne se rendort que s'il est bercé dans les bras de sa mère :
CHAMOMILLA 5 CH - 3 granules, le soir.
- *Si l'enfant est tranquille le jour et crie la nuit :*
JALAPA 5 CH - 3 granules, le soir.
- *Si l'enfant se réveille la nuit en pleine forme, et veut jouer :*
CYPRIPEDIUM 4 CH - 3 granules, le soir.

Autres types d'insomnie :

- *Si vous ne pouvez vous endormir,* car votre esprit est en proie à une imagination débordante :
COFFEA CRUDA 4 CH - 3 granules, le soir.
- *Si vous ne dormez pas, car vous pensez à ce que vous avez à faire :*
SELENIUM 4 CH - 3 granules, le soir.
- *Si vous êtes plutôt déprimé, très fatigué :*
NYCKTERINIA 4 CH - 3 granules, le soir.
- *Si vous vous réveillez en pleine forme la nuit* en ayant envie de travailler :
CYPRIPEDIUM 4 CH - 3 granules, le soir.

JAMBES (Mal aux)

Traitement

Jambes lourdes

• *En cas de sensation de lourdeur et de meurtrissure aggravée au toucher*, de varicosités bleuâtres accompagnées de fragilité des parois veineuses :
HAMAMELIS D6 - 50 gouttes par jour.

Jambes sans repos

C'est un syndrome très désagréable appelé communément "Jour patience", obligeant à remuer sans cesse les jambes.

• *En cas d'agitation constante des jambes,* même en dormant provoquant des crampes, des sursauts et des tressaillements musculaires :
ZINCUM METALLICUM 5 CH - 3 granules, 1 fois par jour.

Douleurs rhumatismales des jambes

• *Si la douleur est aggravée par le froid humide*, aux premiers mouvements et par le repos, mais est atténuée par le mouvement lent et continu :
RHUS TOXICODENDRON 5 CH - 3 granules, 1 à 2 fois par jour.

• *Si les douleurs sont atténuées à l'humidité,* aggravées à la chaleur et à la sécheresse provoquant une sensation de raccourcissement des muscles et des tendons :
CAUSTICUM 5 CH - 3 granules, 1 à 2 fois par jour.

• *En cas de douleurs du tibia accompagnées d'un besoin de bouger,* aggravées par l'humidité, le repos et le toucher, et atténuées par le mouvement et l'air frais :
KALIUM IODATUM 5 CH - 3 granules, 1 à 2 fois par jour.

NOTES

KERATITE
Voir : ŒIL.

LANGUE
Véritable tableau de bord de l'organisme, son aspect reflète l'état général.

Traitement
Langue blanche

• *Si la langue est chargée d'un enduit blanchâtre sur toute sa surface :*
ANTIMONIUM CRUDUM 4 CH - 3 granules, 3 fois par jour.
• *Si l'enduit blanchâtre est localisé essentiellement à la base de la langue :*
KALIUM MURIATICUM 4 CH - 3 granules, 2 à 3 fois par jour.
• *Dans le cas de gingivo-stomatites :*
BISMUTHUM 4 CH - 3 granules, 2 à 3 fois par jour.
• *Chez une femme dont la langue est blanche et se nettoie pendant les règles :*
SEPIA 7 CH - 3 granules, 2 à 3 fois par jour.

Langue jaunâtre

• *Lorsque la langue est chargée dans sa partie postérieure* surtout après des abus alimentaires :
NUX VOMICA 5 CH - 3 granules, 3 fois par jour.
• *Lorsque la langue est jaunâtre après des abus de graisses* ou de pâtisseries :
PULSATILLA 7 CH - 3 granules, 2 à 3 fois par jour.
• *Si la langue jaune garde l'empreinte des dents,* avec le plus souvent des douleurs hépato-vésiculaires :
CHELIDONIUM 4 CH - 3 granules, 3 fois par jour.
• *Si la langue est jaune et que la personne souffre souvent de diarrhée :*
PODOPHYLLUM 5 CH - 3 granules, matin, midi et soir.
• *En cas de goût amer dans la bouche :*
NATRUM SULFURICUM 7 CH - 3 granules, matin et soir.

Langue en "carte de géographie" :

• *En cas de soif intense,* de bouche sèche, chez quelqu'un qui maigrit tout en mangeant bien :
NATRUM MURIATICUM 5 CH - 3 granules, matin et soir.
• *Si la langue est en carte de géographie* avec des zones sensibles et même douloureuses :
TARAXACUM 5 CH - 3 granules, 3 fois par jour.

• *Dans les affections aiguës de la bouche* :
RANUNCULUS SCELERATUS 4 CH - 3 granules, 3 fois par jour.

LARMOIEMENT

Voir : ŒIL.

LARYNGITE

C'est une inflammation du larynx.

Traitement

• *Dans les cas chroniques* :
MANGANUM 5 CH - 3 granules, 2 à 3 fois par jour.
• *En cas de laryngite avec enrouement et mucosités* :
SELENIUM 5 CH - 3 granules, 3 fois par jour.
• *En cas de douleurs à type d'échardes*, accompagnées d'enrouement et souvent de mucosités grisâtres :
ARGENTUM METALLICUM 5 CH - 3 granules, 3 fois par jour.
• *En cas d'enrouement constant, amélioré en buvant froid* :
CAUSTICUM 5 CH - 3 granules, 3 fois par jour.
• *En cas de laryngite causée par une fatigue vocale*, provoquant un enrouement, des douleurs brûlantes et plus intenses le soir :
PHOSPHORUS 5 CH - 3 granules, 3 fois par jour.
• *Lorsque l'enrouement est amélioré en parlant* et aggravé à l'humidité :
RHUS TOXICODENDRON 5 CH - 3 granules, 3 fois par jour.
• *Chez des vieillards qui sont très encombrés* :
SENEGA 5 CH - 3 granules, 3 fois par jour.

Laryngite aiguë

C'est une inflammation brutale du larynx qui provoque une difficulté respiratoire et des quintes de toux.

Traitement

Quelques médicaments pourront cependant vous aider en attendant le médecin.
• *En cas d'agitation anxieuse,* de température à 40°, de peau sèche et chaude, de toux croupale :
ACONIT 9 CH - 3 granules à répéter très souvent.(C'est le médicament du coup de froid sec)
• *Si le visage est rouge et chaud,* la toux est douloureuse :
BELLADONNA 7 CH - 3 granules, 4 fois par jour.
• *Si la toux est sèche et sifflante,* accompagnée de la sensation d'avoir le larynx obstrué :
SPONGIA 5 CH - 3 granules, à répéter souvent.

NOTES

AVERTISSEMENT

Il est nécessaire de consulter son médecin étant donné les risques importants de cette urgence.

NOTRE CONSEIL

Si une laryngite survient chez un enfant au milieu de la nuit, appelez d'urgence le médecin, mettez l'enfant dans la salle de bains, les robinets d'eau chaude ouverts en grand afin de créer une atmosphère chaude et humide.

- *En cas de toux s'accompagnant d'un essoufflement,* surtout vers minuit :
SAMBUCUS 5 CH - 3 granules, 6 fois par jour.
- *En cas de toux sèche, abondante, très douloureuse,* améliorée par une atmosphère humide et chaude :
HEPAR SULFUR 15 CH - 3 granules, 3 fois par jour.
- *En cas de douleur du larynx* qui est enflé, d'une sensation de piqûres, de brûlures, atténuée par de l'eau froide :
APIS 5 CH - 3 granules, 6 fois par jour.

LEUCORRHEES

C'est la présence de pertes vaginales blanchâtres.

AVERTISSEMENT

Il est nécessaire de consulter son médecin car il existe de très nombreuses causes à cette affection.

Traitement

- *En cas de pertes aqueuses,* transparentes, acides, avec des démangeaisons des parties génitales :
ALUMINA 5 CH - 3 granules, matin et soir.
- *En cas de pertes ressemblant à du lait caillé* avec des démangeaisons génitales :
HELONIAS 5 CH - 3 granules, matin et soir.
- *En cas de pertes survenant avant les règles,* épaisses, acides, chaudes :
BORAX 5 CH - 3 granules, 2 fois par jour.
- *En cas de pertes très irritantes, tâchant le linge* et s'accompagnant de brûlures du vagin :
KREOSOTUM 5 CH - 3 granules, 2 fois par jour.
- *En cas de pertes verdâtres, avec une irritation locale :*
MERCURIUS SOLUBILIS 5 CH - 3 granules, matin et soir.
- *En cas de pertes blanches, non irritantes, surtout chez la jeune fille:*
PULSATILLA 7 CH - 3 granules, 2 fois par jour.
- *En cas de pertes blanches ou jaunes, brûlantes,* irritantes, de mauvaise odeur :
SEPIA 7 CH - 3 granules, matin et soir.
- *En cas de pertes épaisses, en filaments :*
ALETRIS FARINOSA 4 CH - 3 granules, 2 fois par jour.
- *En cas de pertes jaunâtres, épaisses, visqueuses,* provoquant localement des démangeaisons :
HYDRASTIS 5 CH - 3 granules, 2 fois par jour.
- *En cas de pertes adhérentes, verdâtres, irritantes,* chroniques et de mauvaise odeur :
THUYA 7 CH - 3 granules, 2 fois par jour.

117

NOTES

LIPOTHYMIE (évanouissement)

Il s'agit d'une impression angoissante d'évanouissement, sans perte de connaissance.

Traitement

- *En cas de lipothymie théâtrale à la moindre cause* :
MOSCHUS 7 CH - 3 granules, 3 fois par jour.
- *Chez une personne contradictoire* :
IGNATIA 7 CH - 3 granules, 3 fois par jour.
- *Chez une personne agitée et hypersensible* :
VALERIANA 5 CH - 3 granules, 3 fois par jour.
- *Après une émotion joyeuse* :
COFFEA 9 CH - 3 granules, 3 fois par jour.
- *Dans une pièce fermée et trop chauffée* :
PULSATILLA 7 CH - 3 granules, 3 fois par jour.
- *Au moment des règles* :
SEPIA 7 CH - 3 granules, 3 fois par jour.
- *Chez une personne bavarde, énervée* :
ACTAEA RACEMOSA 7 CH - 3 granules, 3 fois par jour.
- *En cas de palpitations, ou après un bain trop chaud*, chez les femmes en période de ménopause :
LACHESIS 7 CH - 3 granules, 3 fois par jour.

LITHIASE BILIAIRE

Voir : *VÉSICULE BILIAIRE*.

LITHIASE URINAIRE

Il s'agit de calculs situés dans les voies urinaires. Ils provoquent des douleurs, des émissions de sang dans les urines et peuvent aussi entraîner des infections urinaires.

Traitement

Comme draineur :
- *En cas d'urines rares,* de douleurs au niveau des reins, surtout le gauche, de sensation de chaleur bouillonnante au niveau des reins :
BERBERIS VULGARIS 4 CH - 3 granules, matin et soir.
- *En cas d'odeur très forte des urines qui sont purulentes* :
BENZOICUM ACIDUM 4 CH - 3 granules, 2 fois par jour.
- *En cas de miction difficile d'urines purulentes* avec des filaments :
CHIMAPHILA 4 CH - 3 granules, 2 fois par jour.

AVERTISSEMENT

Il est important de consulter son médecin dans tous les cas.

NOTES

- *Si la personne a souvent envie d'uriner mais que ses tentatives sont inefficaces :*
PAREIRA BRAVA 4 CH - 3 granules, 2 fois par jour.
- *En cas de douleur irradiant vers les organes génitaux externes :*
OXALIC ACID 4 CH (Remède de la lithiase oxalique) - 3 granules, 2 fois par jour.
- *En cas de douleur plus nette à droite,* la personne gémit en urinant. Un sédiment blanc apparaît dans les urines :
SARSAPARILLA 4 CH - 3 granules, 2 fois par jour.

LUMBAGO

Voir : SCIATIQUE et LOMBO-SCIATIQUE.

Ce sont des douleurs violentes du dos, au niveau des vertèbres lombaires.

Traitement
- *En cas de douleurs très violentes :*
SCOLOPENDRA 4 CH - 3 granules, 3 fois par jour.
- *En cas de douleurs crampoïdes* avec un engourdissement surtout du côté droit, les douleurs étant aggravées lorsque vous marchez mais atténuées lorsque vous êtes assis sur une chaise :
GNAPHALLIUM 5 CH - 3 granules, 3 fois par jour.
- *En cas de douleurs à type de sciatique,* aggravées en étant assis et atténuées en marchant :
AMMONIUM MURIATICUM 4 CH - 3 granules, 3 fois par jour.
- *En cas de douleurs situées plutôt à droite,* la colonne lombaire étant sensible au toucher :
TELLURIUM 4 CH - 3 granules, 3 fois par jour.
- *En cas de douleurs très aiguës,* lancinantes, le long d'un trajet nerveux :
HYPERICUM 5 CH - 3 granules, 3 fois par jour.
- *En cas de douleur passant d'un côté à l'autre, atténuées par le froid:*
LAC CANINUM 4 CH - 3 granules, 3 fois par jour.
- *En cas de contracture importante des muscles paravertébraux :*
PIMPINELLA 4 CH - 3 granules, 3 fois par jour.
- *Si les douleurs vives s'accompagnent d'un engourdissement surtout à gauche :*
XANTHOXYLUM 4 CH - 3 granules, 3 fois par jour.
- *Si les douleurs lombaires de type sciatique, provoquant une sensation d'engourdissement, irradient vers les cuisses,* aux genoux et sont atténuées si vous êtes assis sur une chaise dure :
KALIUM CARBONICUM 5 CH - 3 granules, 3 fois par jour.

119

NOTES

MAL DE TETE

Voir : *CÉPHALÉES* et *MIGRAINES*.

MAL DES TRANSPORTS

Le mal des transports (voiture, train, bateau ou avion), est souvent une source d'appréhension et d'inconfort, faisant redouter tous déplacements.

Traitement
L'homéopathie est ici, remarquablement efficace.
• *En cas de sueurs froides,* de besoin de grand air, de nausées et de vomissements aggravés par le moindre mouvement, atténués quand la personne ferme les yeux :
TABACUM 5 CH - 3 granules, toutes les heures au cours du voyage.
• *En cas de vomissements* et de vertiges aggravés par tout mouvement et si la personne n'a pas besoin d'air et ne souffre pas de sueurs froides :
COCCULUS 5 CH - 3 granules, toutes les heures au cours du voyage.

Mal de mer : Ajoutez aux médicaments précédents :
IGNATIA 9 CH - 1 dose, 4 jours avant le départ.

Mal de l'air :
GELSEMIUM 9 CH - 1 dose, la veille au soir du départ et
GELSEMIUM 5 CH - 3 granules, le matin du départ, à prendre en alternance avec TABACUM ou COCCULUS

MEMOIRE (Troubles de la)

Traitement
• *Lorsque la baisse de mémoire touche les enfants et les vieillards* qui ne peuvent alors fixer leur attention, oublient les noms propres, certains noms usuels et la topographie de certains lieux :
BARYTA CARBONICA 9 CH - 1 dose le dimanche matin à jeun.
• *Lorsqu'il survient une perte de mémoire brutale* chez une personne surmenée nerveusement, qui souffre d'une céphalée au niveau de l'orbite de l'œil :
ANACARDIUM ORIENTALIS 9 CH - 1 dose, le dimanche matin à jeun.
• *Chez une personne fatiguée, irritable,* qui ne trouve pas le mot juste, qui confond les mots ou les syllabes, aussi bien en parlant qu'en écrivant :
LYCOPODIUM 9 CH - 1 dose le dimanche matin, à jeun.
• *Chez une personne fatiguée mentalement et physiquement,* auto intoxiquée par la surcharge alimentaire, dont les capacités

intellectuelles s'affaiblissent, ce qui provoque des pertes de mémoire :
SULFUR 9 CH - 1 dose, le dimanche matin à jeun.
• *Chez une femme qui a présenté de nombreuses infections urinaires,* qui est incapable de se rappeler ce qu'elle vient de lire ou d'entendre, qui emploie souvent un mot pour un autre :
COLIBACILLINUM 9 CH - 1 dose, le dimanche matin à jeun.
• *Après un épuisement nerveux,* consécutif à une grave maladie ou à un surmenage, entraînant des pertes de mémoire :
KALIUM PHOSPHORICUM 5 CH - 3 granules par jour.
• *Chez une personne qui éprouve une faiblesse mentale,* qui répond lentement, qui a de la difficulté à s'exprimer et à retenir les faits :
COCCULUS 5 CH - 3 granules par jour.

MENOPAUSE

La ménopause est, chez la femme, l'arrêt physiologique plus ou moins brutal, de la fonction ovarienne et des règles. Elle peut donner lieu à certaines complications dont les principales sont les suivantes : bouffées de chaleur, hémorragies par insuffisance hormonale, ostéoporose, syndrome dépressif, vaginite, etc...

Traitement
Pour lutter contre les bouffées de chaleur
Parallèlement, au traitement de fond qui sera prescrit par le médecin homéopathe prenez :
• *En cas d'afflux de sang à la tête,* avec l'absence ou l'irrégularité des règles, si vous avez la tête très chaude et les pieds très froids, si vous ne pouvez pas supporter d'être serrée au niveau du cou et de la taille :
LACHESIS 5 CH - 3 granules par jour.
• *Si vos bouffées de chaleur sont accompagnées de rougeurs,* vos joues sont rouges et brûlantes, surtout du côté droit, les veines temporales sont distendues :
SANGUINARIA 5 CH - 3 granules par jour.
• *Si vos bouffées de chaleur, accompagnées de sueurs froides aux extrémités, provoquent une sensation de malaise* et d'anxiété qui vous réveille la nuit :
LILIUM TIGRINUM 5 CH - 3 granules par jour.
• *Si vous avez le visage rouge, le cou gonflé,* congestionné avec des battements visibles des artères, si vous ne pouvez supporter un col serré :
GLONOINUM 5 CH - 3 granules par jour.
• *En cas d'impression de chaleur constante sur le sommet de la tête,* et si la pression y est douloureuse, la tension et les battements des

AVERTISSEMENT

Les troubles de cette période ne doivent pas être soignés sans une surveillance gynécologique annuelle, voire bi-annuelle.

artères aggravés le matin :
SULFUR 5 CH 3 grranules par jour.

Pour lutter contre la dépression :
• *En cas de tristesse et d'abattement,* d'indifférence et d'apathie, même envers les êtres chers :
SEPIA 5 CH - 3 granules par jour.

• *Si vous êtes triste, mélancolique, anxieuse,* que vous éprouvez des désirs sexuels incommodants :
MUREX PURPUREA 5 CH - 3 granules par jour.

Contre l'ostéoporose
C'est une déminéralisation généralisée du squelette due à une anomalie du tissu osseux, qui provoque des douleurs et de l'impotence . Sur les radiographies apparaît un certain état de transparence osseuse.
La ménopause est l'une des causes les plus fréquentes et les plus communes d'ostéoporose chez les femmes.

• *Systématiquement si vous ressentez une douleur osseuse* aggravée au toucher, prenez :
SYMPHYTUM 5 CH - 3 granules, 1 fois par jour au long cours.

MIGRAINES

Classiquement la migraine se définit par une douleur de la moitié du crâne, intense, pulsatile (qui bat), parfois précédée de troubles visuels. Les douleurs durent quelques heures et s'accompagnent de nausées, de vomissements et de photophobies, (difficulté à supporter la lumière).

Traitement
Il existe de très nombreux médicaments homéopathiques, le plus souvent des médicaments de fond.
Ceux que nous citerons ne sont donnés qu'à titre d'exemple. C'est pourquoi nous ne préciserons pas la posologie. La hauteur de dilution n'est, elle aussi, donnée qu'à titre d'exemple. Votre médecin vous conseillera.

Migraines accompagnées de troubles de la vue
• *Si vous êtes très scrupuleux,* si vous souffrez de troubles de la vision, surtout au réveil et l'après-midi, (tâches noires, étincelles de couleurs variées et brouillard devant les yeux vous empêchant de lire).
CYCLAMEN 5 CH.

• *En cas de maux de têtes intenses* accompagnés d'une forte sensation de froid, aggravés par le moindre mouvement et atténués

par la pression forte :
MENYANTHES 5 CH.

• *En cas de céphalée migraineuse* accompagnée de vomissements, apparaissant le matin ou après un mouvement rapide, céphalée le plus souvent unilatérale, périodique, avec un intervalle de quelques jours, et toujours précédée d'une sensation de brouillard devant les yeux, tout le tube digestif étant brûlant :
IRIS VERSICOLOR 5 CH.

• *En cas de céphalée précédée de troubles oculaires* disparaissant quand le mal de tête augmente, céphalée d'abord frontale, fixée dans la région sus-orbitale et s'accompagnant de vomissements jaunâtres et filants :
KALIUM BICHROMICUM 5 CH.

Migraines non accompagnées de troubles de la vue

• *En cas de céphalée névralgique unilatérale* et périodique, débutant au lever du soleil et diminuant à son coucher, la douleur commençant à l'occiput, irradiant à la région frontale pour se fixer au dessus d'un œil, généralement le gauche :
SPIGELIA 5 CH.

• *En cas de céphalées périodiques intenses,* généralement gauches, aggravées vers 10h/11h du matin :
NICCOLUM 5 CH.

• *En cas de migraine intense, périodique* (tous les 7 jours), débutant le matin, augmentant vers midi et s'atténuant vers le soir : la douleur commence à l'occiput, s'étend en avant à toute la tête pour se fixer sur l'œil droit, et dans la tempe droite, la migraine s'accompagne de vomissements, et est atténuée par l'émission d'urine ou de gaz intestinaux :
SANGUINARIA 5 CH.

• *La plupart de ces migraines répond très bien à un drainage hépathique :*
HYDRASTIS COMPOSE - 20 gouttes quotidiennes ou
CHELIDONIUM COMPOSE - 20 gouttes quotidiennes.
Et tous les soirs au coucher, 1 ampoule perlinguale de :
FOIE 4 CH
VESICULE BILIAIRE 4 CH
SEROTONINE 4 CH

MUGUET

Le muguet est une inflammation de la muqueuse buccale qui se caractérise par des plaques blanc jaunâtre, adhérentes à la muqueuse.

NOTES

Traitement

Parallèlement au traitement allopathique antifongique classique :
• Faites des bains de bouche 3 à 4 fois par jour avec une dizaine de gouttes de CALENDULA T.M. dans un verre d'eau bouillie.
• Prenez :
BORAX 5 CH - 3 granules le matin.
MERCURIUS CYANATUS 5 CH, avant le déjeuner.
KALIUM BICHROMATUM 6 CH, avant le dîner.

NERVOSITE

Traitement
Ses manifestations sont différentes suivant l'âge de l'individu.

Chez l'enfant
• *Chez un enfant susceptible, capricieux,* jamais satisfait, agité, ne supportant pas la douleur, mais calme et tranquille lorsqu'il est porté ou promené en voiture :
CHAMOMILLA 5 CH - 3 granules, matin et soir.
• *Chez un enfant dont l'agitation est extrême,* qui a des mouvements désordonnés et constants des muscles de la face et des membres :
STRAMONIUM 5 CH - 3 granules, matin et soir.
• *Chez un enfant nerveux, très méfiant,* jaloux, querelleur, et prêt à faire des reproches à son entourage :
HYOSCIAMUS 5 CH - 3 granules, matin et soir.

Chez l'homme
• *Chez un homme d'une extrême irritabilité,* qui prend tout mal, ne répond pas volontiers, dont la colère provoque de mauvais effets physiques :
COLOCYNTHIS 5 CH - 3 granules, matin et soir.
• *Chez un homme impatient, intolérant,* qui ne peut supporter le moindre bruit, une vive lumière, une odeur violente, la moindre contradiction ou contrariété :
NUX VOMICA 5 CH - 3 granules, matin et soir.

Chez la femme
• *Chez une femme d'humeur changeante,* qui souffre de dépression mentale après avoir subi des chagrins, des contrariétés ou un surmenage nerveux :
IGNATIA 5 CH - 3 granules, matin et soir.
• *Chez une femme triste, très impressionnable,* bavarde, qui a peur de tout, dont l'équilibre mental est meilleur lorsqu'elle souffre :
ACTAEA RACEMOSA 5 CH - 3 granules, matin et soir.

Dans tous les cas :
Faites des frictions du plexus solaire (au creux de l'estomac) le soir au coucher, avec la formule suivante :
BELLADONNA 1 DH
VALERIANA 1 DH
IGNATIA 1 DH
Essence de camomille 3 grammes
Alcool à 90°.

AVERTISSEMENT

La nervosité n'est pas une affection en elle-même, mais elle peut devenir pathologique lorsqu'elle est trop accentuée.

NOTES

AVERTISSEMENT

Devant toute névralgie persistante, il faut consulter votre médecin traitant afin de connaître la cause d'irritation du nerf.

NEVRALGIES

Les névralgies sont des douleurs localisées sur le trajet d'un nerf, et/ou sur le territoire innervé par ce nerf. Les douleurs évoluent généralement par poussées brèves, suivies d'une période de calme de quelques minutes. La douleur disparaît entre les accès.

Traitement

Le traitement homéopathique sera différent, suivant la localisation de l'atteinte.

Névralgie faciale

- *En cas de névralgie de la face* provoquant des douleurs aiguës, déchirantes, accompagnées de fourmillements et d'engourdissements, aggravées après avoir pris froid :
ACONITUM NAPELLUS 5 CH - 3 granules, 3 fois par jour.

- *Chez un hypersensible, qui ne peut supporter la moindre secousse,* dont les douleurs apparaissent et disparaissent brusquement :
BELLADONNA 5 CH - 3 granules, 3 fois par jour.

- *En cas de névralgie orbitaire gauche périodique,* de douleur intense, aiguë, s'étendant à l'intérieur de la tête, revenant régulièrement à la même heure, accompagnée de larmoiement :
CEDRON 5 CH - 3 granules, 3 fois par jour.

- *En cas de névralgie sus et sous-orbitaire* du côté droit, après une exposition au froid, avec contraction des muscles de la face :
MAGNESIA PHOSPHORICA 5 CH - 3 granules, 3 fois par jour.

Névralgie intercostale

- *En cas de douleurs aiguës, piquantes,* surtout du côté droit, toujours aggravées par le moindre mouvement, la nuit vers 3 heures du matin et par la chaleur. Elles sont atténuées par le repos, la pression forte et les applications froides :
BRYONIA ALBA 5 CH - 3 granules, 3 fois par jour

- *En cas de douleurs déchirantes aggravées par l'air frais,* le repos, et atténuées par le mouvement, ce qui oblige à bouger sans cesse :
RHUS TOXICODENDRON 5 CH - 3 granules, 3 fois par jour

- *En cas de douleurs névralgiques déchirantes et tiraillantes,* surtout à droite, aggravées par le vent, l'humidité, le toucher, à l'approche de l'orage, pendant le repos, mais améliorées par le mouvement :
RHODODENDRON 5 CH - 3 granules, 3 fois par jour

- *En cas de douleur piquante dans le dernier espace intercostal droit,* empêchant de respirer, aggravée par la pression et en positon couchée sur le côté douloureux :
RANUNCULUS BULBOSUS 5 CH - 3 granules, 3 fois par jour

• *En cas de douleur suivant le trajet d'un nerf :*
HYPERICUM 5 CH - 3 granules, 3 fois par jour (Ce médicament convient aux douleurs survenant après un traumatisme causé par un objet pointu, ou après une intervention chirurgicale).

Dans le traitement de ces névralgies intercostales, il existe d'autres médicaments suivant les caractéristiques de la douleur, ses localisations et ses modalités. Seul votre médecin homéopathe pourra sélectionner le médicament adéquat.

Névralgie de la cuisse

Si la douleur est localisée au niveau de l'articulation coxo-fémorale, et irradie le long du nerf de la cuisse :
BRYONIA ALBA 5 CH - 3 granules,
GNAPHALIUM 5 CH - 3 granules,
MAGNESIA PHOSPHORICA 5 CH - 3 granules

NEZ BOUCHE

La sensation désagréable de nez bouché peut se rencontrer spontanément, mais elle accompagne le plus souvent une sinusite, un catarrhe tubaire, un coryza.

Traitement

Il sera choisi en fonction de la présence ou non de sécrétions, leur caractère irritant ou non.

• *En cas de nez bouché,* de constant désir de se moucher sans aucun résultat, de sécheresse extrême du nez, d'éternuements incessants :
STICTA PULMONARIA 5 CH - 3 granules, 2 à 3 fois par jour.

• *En cas d'écoulement nasal non irritant,* avec larmoiement irritant :
EUPHRASIA 5 CH - 3 granules, 2 à 3 fois par jour.

• *En cas d'écoulement nasal irritant,* de larmoiement non irritant, aggravé dans une pièce et amélioré à l'air frais :
ALLIUM CEPA 5 CH - 3 granules, 2 à 3 fois par jour.

• *En cas de coryza sec chez les enfants.* Le nez est sec et complètement bouché :
SAMBUCCUS NIGRA 5 CH.- 3 granules, 2 à 3 fois par jour.

• *En cas de coryza avec nez bouché la nuit,* fluent le jour, aggravé dans une chambre chaude et amélioré à l'air froid :
NUX VOMICA 5 CH - 3 granules, 2 à 3 fois par jour.

NOTES

NOTRE CONSEIL

Le traitement de l'obésité passe bien sûr par des règles d'hygiène de vie rigoureuses, comme l'exercice physique et par des règles d'hygiène alimentaire avec un régime adapté à chaque cas.

AVERTISSEMENT

Le traitement de l'obésité nécessite avant tout un avis médical afin d'éliminer une cause organique telle que le dérèglement endocrinien.

AVERTISSEMENT

En présence d'un oedème un avis médical s'impose pour préciser son origine. Le traitement sera prescrit suivant son origine.

OBESITE

Traitement

Le traitement homéopathique nécessite l'avis du médecin homéopathe qui déterminera et prescrira le traitement du terrain qui, conjointement au régime accélerera la perte du poids et évitera la reprise de ce dernier.

- *Chez une personne forte, irascible, aimant les nourritures très riches* (porc, graisse, pâtisserie), sujette aux troubles digestifs :
ANTIMONIUM CRUDUM 5 CH - 3 granules, 1 fois par jour.
- *Chez une personne qui mange vite et abondamment,* qui a l'impression que manger la soulage de ses ennuis, qui a la mémoire faible, qui est déprimée et lente :
ANACARDIUM ORIENTALE 7 CH - 3 granules, 1 fois par jour.
- *Chez un gros mangeur, de viande* en particulier, à la digestion lente :
ALLIUM SATIVUM 5 CH - 3 granules, 1 fois par jour.
- *Chez une personne indolente et faible,* sans réaction, asthénique et déprimée, qui a un gros appétit mais qui est vite rassasiée :
AMMONIUM CARBONICUM 5 CH - 3 granules, 1 fois par jour.
- *Chez une personne trapue, mangeant beaucoup,* grossissant si elle travaille peu, mangeant peu si elle travaille beaucoup :
CALCAREA CARBONICA 7 CH - 3 granules, 1 fois par jour.
- *Chez un obèse frileux,* à la digestion lente accompagnée de flatulence et présentant une aversion pour la viande et les sucreries :
GRAPHITES 7 CH - 3 granules, 1 fois par jour.

ŒDEME

C'est l'infiltration de divers tissus, en particulier du tissu conjonctif du revêtement cutané, révélée par un gonflement de la peau.

Traitement

Certains médicaments homéopathiques ont une action très efficace dans les phénomènes œdémateux.

- *En cas d'œdème rosé avec un gonflement de la peau* prenant l'aspect d'une peau d'orange, accompagné de douleurs piquantes atténuées par les applications froides :
APIS MELLIFICA 5 CH - 3 granules, 4 à 5 fois par jour.
- *En cas d'irritation intense de la peau avec rougeur,* surtout aux parties découvertes, de gonflement, de sensation de brûlure, aggravées par le toucher et l'air froid et atténuées par les applications huileuses et la chaleur :
EUPHORBIA LATHYRIS 5 CH - 3 granules, 3 à 4 fois par jour.

• *En cas d'œdème non inflammatoire* si dur que le doigt n'y laisse pas de dépression :
DORYPHORA 5 CH - 3 granules, 2 fois par jour.
• *En cas d'œdème de la face due à un urticaire* :
MEDUSA 5 CH - 3 granules, 2 à 3 fois par jour.
• *En cas d'œdème cutané par urticaire* accompagné de fortes démangeaisons :
SERUM EQUI 5 CH - 3 granules, 3 à 4 fois par jour.
• *En cas d'œdème rouge ou rosé de la peau* accompagné de démangeaisons et de douleurs brûlantes et piquantes aggravées par les applications froides :
URTICA URENS 5 CH - 3 granules, 3 à 4 fois par jour.
• *En cas de symptômes très voisins des précédents* mais avec une rougeur plus marquée et une aggravation des douleurs par les applications vinaigrées :
VESPA CRABRO 5 CH - 3 granules, 3 à 4 fois par jour.

ŒIL

Blépharite

C'est l'inflammation des bords libres des paupières.

Traitement

• *Si les paupières sont rouges,* enflées, collées, surtout le matin, que le patient ne supporte pas la lumière, si les bords des paupières sont enflammés présentant des croûtes et laissant sourdre un liquide épais, gluant, jaune comme du miel, si les yeux larmoient :
GRAPHITES 5 CH - 3 granules le matin.
• *En cas d'épaississement des paupières supérieures,* avec des démangeaisons sur les bords :
GRAPHITES 5 CH - 3 granules le soir, en alternance avec STAPHYSAGRIA 5 CH.
• *Si les paupières sont enflammées,* enflées, collées par des sécrétions épaisses, jaunâtres, non irritantes qui provoquent une sensation de brûlure et de démangeaison :
PULSATILLA 5 CH - 3 granules le matin.

Cataracte

Cette affection se caractérise par l'opacification progressive du cristallin; la cataracte relève à terme d'une intervention chirurgicale mais l'homéopathie peut en freiner l'évolution bien qu' aucune régression ne soit à espérer.

AVERTISSEMENT

Son origine peut être liée à différentes causes, qui seront déterminées par le médecin traitant.

Traitement

• *En cas de cataracte chez des personnes âgées,* maigres et faibles avec une paresse voire une paralysie des nerfs moteurs oculaires :
CAUSTICUM 5 CH - 3 granules, 1 fois par jour au long cours.

• *Quand la cataracte traumatique s'accompagne d'une importante photophobie,* les objets apparaissent rouges ou irisés :
CONIUM MACULATUM 5 CH - 3 granules, 1 fois par jour au long cours.

• *Quand la cataracte s'associe à des lésions rétiniennes :*
NAPHTALINUM 5 CH - 3 granules, 1 fois par jour au long cours.

• *En cas de cataracte périphérique* à fines stries et de fatigue visuelle à l'accomodation, chez une personne maigre, déprimée et solitaire :
NATRUM MURIATICUM - 3 granules, 1 fois par jour au long cours.

• *Quand une cataracte centrale s'accompagne de l'impression d'un voile* recouvrant tout, et s'améliore quand la personne met la main en visière :
PHOSPHORUS 5 CH - 3 granules, 1 fois par jour au long cours.

• *En cas de cataracte périphérique à fines stries* due à des troubles artériels :
SECALE CORNUTUM 5 CH - 3 granules, 1 fois par jour au long cours.

Chalazion

C'est une petite tumeur de la paupière d'origine inflammatoire, récidivante, pour laquelle l'homéopathie a une action efficace constante.

Traitement

• *Systématiquement :*
STAPHYSAGRIA 5 CH - 3 granules, 1 fois par jour.

• *S'il y a une inflammation de la paupière* avec un suintement ressemblant au miel, qui colle les paupières et qui s'accompagne de photophobie (crainte de la lumière) :
GRAPHITES 5 CH - 3 granules, 1 fois par jour.

• *S'il y a une rougeur locale :*
PULSATILLA 5 CH - 3 granules, 1 fois par jour.

Conjonctivite

C'est l'inflammation de la conjonctive.

Traitement

Un certain nombre de traitements homéopathiques pourront apporter un soulagement rapide.

• *Si, à la suite d'un coup de froid ou après avoir regardé la neige, une conjonctivite survient brutalement.* L'œil est très rouge et chaud; la personne est agitée et anxieuse surtout la nuit :

AVERTISSEMENT

Quelle que soit son origine : virale, bactérienne, allergique ou traumatique, il est indispensable de consulter un ophtalmologiste.

ACONIT 5 CH - 3 granules, 2 à 3 fois par jour.
• *En cas de conjonctivite souvent allergique*, se caractérisant par un œdème de la conjonctive, parfois très impressionnant donnant l'impression que l'œil est exorbité et s'accompagnant de douleurs piquantes atténuées par les applications froides :
APIS MELLIFICA 5 CH - 3 granules, 2 à 3 fois par jour.
• *En cas de conjonctivite traumatique* avec une hémorragie sous-conjonctivale :
ARNICA 5 CH - 3 granules, 2 à 3 fois par jour.
• *En cas d'"œil au beurre noir"*, ajoutez :
LEDUM PALUSTRE 5 CH - 3 granules, 2 à 3 fois par jour.
• *Dans le cas d'une conjonctive très rouge, injectée, sèche*, brillante, s'accompagnant d'une forte photophobie (crainte de la lumière), d'une douleur battante aggravée à l'air froid, de mydriase (dilatation de la pupille) et survenant souvent au cours d'un affection fébrile aiguë :
BELLADONNA 5 CH - 3 granules, 2 à 3 fois par jour.
• *Dans le cas d'une conjonctivite survenant au cours d'un coryza* (rhume) et s'accompagnant de rougeur, de larmoiement abondant et irritant, aggravée au grand air et au froid. Elle provoque des douleurs aggravées à la lumière et dans une pièce chaude :
EUPHRASIA 5 CH - 3 granules, 2 à 3 fois par jour.
• *Dans le cas d'une conjonctivite purulente*, d'odeur nauséabonde et de douleur très aggravée à l'air froid et au toucher :
HEPAR SULFUR 5 CH - 3 granules, 2 à 3 fois par jour.
• *Dans le cas d'une conjonctivite purulente chronique* qui s'accompagne d'un écoulement purulent très irritant, de photophobie, de douleurs aggravées la nuit et de tendance aux ulcérations :
MERCURIUS SOLUBILIS 5 CH - 3 granules, 2 à 3 fois par jour.
• *En cas de conjonctivite purulente s'accompagnant d'une sécrétion* jaune abondante et peu irritante, de rougeur et de gonflement des conjonctives, d'enflure et d'épaississement des paupières; quand les douleurs s'aggravent dans une chambre chaude et s'améliorent au grand air :
ARGENTUM NITRICUM 5 CH - 3 granules, 2 à 3 fois par jour.
• *Quand la conjonctivite s'accompagne d'un écoulement jaune* abondant et non irritant qui s'aggrave dans une pièce chaude :
PULSATILLA 5 CH - 3 granules, 2 à 3 fois par jour.
• *En cas de rougeur et d'inflammation des conjonctives*, survenant à la suite d'un courant d'air et s'accompagnant d'un larmoiement très abondant :
GUARANA 5 CH - 3 granules, 2 à 3 fois par jour.

NOTES

AVERTISSEMENT

Le diagnostic de kératite nécessite l'avis du médecin ophtalmologiste. Certaines pathologies exigent en effet un traitement spécifique. Les plaies cornéennes non diagnostiquées et non traitées à temps, risqueraient de compromettre la fonction visuelle.

Kératite

C'est l'inflammation de la cornée.

Traitement

- *En cas de kératite consécutive à un traumatisme,* accompagnée d'hémorragie de sang rouge :
ARNICA 5 CH - 3 granules, 3 fois par jour.

- *En cas de rougeur accompagnée d'une sensation de cuisson,* d'un larmoiement constant et irritant aggravé à la lumière, à la chaleur, au vent et amélioré dans l'obscurité :
EUPHRASIA 5 CH - 3 granules, 3 fois par jour.

- *En cas de cornée très rouge,* de larmoiement abondant, de photophobie, de tendance à la suppuration et à l'ulcération, l'œil étant peu douloureux mais de fortes névralgies de l'orbite pouvant apparaître :
IPECA 5 CH - 3 granules, 3 fois par jour.

- *En cas de rougeur sanglante avec une sécrétion jaune,* peu irritante et abondante, de photophobie, et de douleurs aggravées à la chaleur et atténuées au grand air :
ARGENTUM NITRICUM 5 CH - 3 granules, 3 fois par jour.

- *En cas d'ulcérations n'entraînant ni douleur, ni crainte de la lumière.*
KALIUM BICHROMICUM 5 CH - 3 granules, 2 à 3 fois par jour.

- *En cas d'inflammation aiguë avec une rougeur foncée,* de fortes brûlures, de photophobie, un larmoiement irritant, brûlant et corrosif avec une tendance rapide aux ulcérations. Les douleurs sont aggravées la nuit :
MERCURIUS CORROSIVUS 5 CH - 3 granules, 4 fois par jour.

Larmoiement

Traitement

- *En cas de larmoiement abondant et irritant,* de clignement des paupières, si l'œil est rouge :
EUPHRASIA 7 CH - 3 granules, 3 fois par jour.

- *En cas de larmoiement non irritant,* souvent accompagné de nombreux éternuements :
ALLIUM CEPA 5 CH - 3 granules, 2 à 3 fois par jour.

- *En cas de photophobie associée au larmoiement :*
CONIUM MACULATUM 4 CH - 3 granules, 2 à 3 fois par jour.

- *En cas de larmoiement irritant,* souvent accompagné d'une toux qui peut provoquer parfois une incontinence d'urine :
SQUILLA 4 CH - 3 granules, 3 fois par jour.

- *En cas de larmoiement non irritant,* souvent unilatéral :
PULSATILLA 7 CH - 3 granules, 3 fois par jour.

- *En cas de larmoiement accompagné de crises d'éternuements :*
SABADILLA 5 CH - 3 granules, 3 à 4 fois par jour.

Orgelet

C'est un furoncle de la paupière dont le point de départ est une glande sébacée annexées à un cil. Son nom vient de sa forme et de sa taille que l'on peut comparer à un grain d'orge.

Traitement
- *En cas d'orgelet accompagné d'un œdème rosé de la paupière* avec des douleurs piquantes atténuées par les applications froides :
APIS 5 CH - 3 granules, 3 à 4 fois par jour.
- *En cas d'orgelet suppurant,* de mauvaise odeur qui provoque une douleur aggravée par le froid, l'air froid et par les courants d'air :
HEPAR SULFUR 5 CH - 3 granules, 2 à 3 fois par jour.
- *En cas d'orgelet avec les paupières rouges* et ulcérées laissant s'écouler du pus jaune verdâtre irritant :
MERCURIUS SOLUBILIS 5 CH - 3 granules, 2 à 3 fois par jour.
- *En cas d'orgelet indolore, d'évolution lente* avec une réaction vasculaire locale, laissant s'écouler du pus jaune non irritant :
PULSATILLA 5 CH - 3 granules, 2 à 3 fois par jour.
- *En cas d'orgelet indolore, ne suppurant pas* et laissant une induration persistante :
STAPHYSAGRIA 5 CH - 3 granules, 1 fois par jour.

Paupières

Traitement
En cas de paupières collées.
- *Si les paupières sont collées le matin,* la suppuration abondante, jaune clair, non irritante :
PULSATILLA 5 CH - 3 granules le matin.
- *Si les paupières sont collées avec du prurit* et des croûtes jaunâtres :
PETROLEUM 5 CH - 3 granules, 2 fois par jour.
- *Si les paupières sont collées avec des croûtes jaunâtres* laissant suppurer un liquide ressemblant à du miel :
GRAPHITES 5 CH - 3 granules, 2 fois par jour.
- *Si les paupières sont collées avec un pus qui est irritant :*
MERCURIUS SOLUBILIS 5 CH - 3 granules, 3 fois par jour.

En cas de paupières sèches et squameuses.
- *En cas d'œdème des paupières inférieures* qui sont sèches avec une fine desquamation ressemblant à de la farine; les lésions sont prurigineuses :
ARSENICUM ALBUM 5 CH - 3 granules, 2 fois par jour.
- *Si les éruptions des paupières sont sèches :*
TELLURIUM 5 CH - 3 granules, 3 fois par jour.

• *Si les paupières sont sèches et parfois prurigineuses :*
BORAX 4 CH - 3 granules, 2 fois par jour.

OREILLE

Catarrhe tubaire

C'est l'inflammation chronique de la trompe d'Eustache.
Cette affection peut être à l'origine de surdité, ainsi que d'otites chroniques.
L'enfant peut parfois présenter des troubles du caractère ou un retard scolaire car il n'entend pas bien.

Traitement

• *En cas de catarrhe tubaire* avec une hypoacousie (diminution de l'audition) et des bruits de craquements ou d'éclatements dans les oreilles :
KALIUM MURIATICUM 5 CH - 3 granules, 1 fois par jour.

• *Quand le catarrhe tubaire s'accompagne fréquemment de pharyngite* avec des raclements et des sécrétions jaunâtres dans la gorge :
HYDRASTIS 5 CH - 3 granules, 1 fois par jour.

• *En cas de catarrhe obstruant la trompe d'Eustache* qui s'accompagne d'une otite moyenne et s'aggrave par temps froid et humide :
MERCURIUS DULCIS 5 CH - 3 granules, 1 fois par jour.

• *En cas de catarrhe chronique rhinopharyngé* et/ou tubaire avec une hypoacousie (diminution de l'audition) :
CUPRESSUS AUSTRALIS 5 CH - 3 granules, 1 fois par jour.

OTITE

C'est l'inflammation de l'oreille qui se traduit par une douleur.

Traitement

• *Pour une otite débutant brutalement après un coup de froid sec,* accompagnée d'une douleur très violente qui s'aggrave avant minuit. Si elle est accompagnée d'agitation et d'anxiété, d'une température élevée :
ACONIT 5 CH - 3 granules, toutes les heures, ou 1 dose en 7 CH.

• *Pour une otite débutant brutalement accompagnée de douleurs battantes,* de température élevée, de sueurs et de soif vive. Si la peau est rouge et chaude :
BELLADONNA 5 CH - 3 granules, 3 à 4 fois par jour.

• *Pour les otites moyennes accompagnées d'une fièvre peu élevée,*

AVERTISSEMENT

L'enfant peut parfois présenter des troubles du caractère ou un retard scolaire car il n'entend pas bien.

AVERTISSEMENT

Toute douleur de l'oreille nécessite un avis médical, mais en attendant celui-ci, un certain nombre de médicaments homéopathiques auront une action très efficace.

d'abattement; le visage chaud est alternativement rouge et pâle :
FERRUM PHOSPHORICUM 5 CH - 3 granules, 3 à 4 fois par jour.
• *Pour les otites provoquant de l'agitation,* des douleurs brûlantes aggravées la nuit entre 1 h et 3 h et atténuées par des applications chaudes :
ARSENICUM ALBUM 5 CH - 3 granules, 3 à 4 fois par jour.
• *Pour les otites qui provoquent une douleur intolérable* accompagnée d'irritabilité, atténuée chez l'enfant lorsqu'on le porte ou lorsqu'on le berce et chez l'adulte par les vibrations (en se promenant en voiture par exemple) :
CHAMOMILLA 5 CH - 3 granules, 3 à 4 fois par jour.
• *Quand la douleur de l'oreille irradie à la mastoïde* (os situé derrière l'oreille) qui est sensible au toucher :
CAPSICUM 5 CH - 3 granules, 3 à 4 fois par jour

ONGLE

L'homéopathie peut nettement améliorer des ongles cassants, friables, ou trop durs et déformés; ce sont de petits désagréments vis-à-vis desquels la médecine traditionnelle est bien démunie.

Traitement
• *Si les ongles sont minces et friables :*
ANANTHERUM D 3 - 20 gouttes tous les jours.
• *Si les ongles sont petits et épais :*
ANANTHERUM 5 CH - 3 granules tous les jours.
• *Si les ongles sont épais et cassants,* ne repoussent pas et qu'ils présentent fréquemment une mycose unguéale (affection de l'ongle provoquée par des champignons parasites) :
ANTIMONIUM CRUDUM 5 CH - 3 granules, 1 fois par jour.
• *En cas de verrues sous les ongles :*
CAUSTICUM 5 CH - 3 granules, 1 fois par jour.
• *Si les ongles sont épais, déformés, durs, fendus* et cassants mais qu'ils repoussent et s'ils présentent fréquemment une mycose unguéale :
GRAPHITES 5 CH - 3 granules, 1 fois par jour.
• *En cas de taches blanches sur les ongles,* qui sont cassants :
SILICEA 5 CH - 3 granules, 1 fois par jour.
• *Si les ongles sont mous et cassants,* ondulés dans le sens horizontal et striés verticalement :
THUYA 5 CH - 3 granules, 1 fois par jour.
• *En cas de croissance anormalement rapide des ongles des orteils* qui sont durs et déformés :
TEUCRIUM MARUM 5 CH - 3 granules, 1 fois par jour.

AVERTISSEMENT

Devant tout ongle présentant un aspect anormal, un avis médical pourra éliminer une pathologie nécessitant un traitement spécifique.
Notons que l'ongle incarné est du ressort du chirurgien, assorti éventuellement du traitement d'une suppuration locale décrit au chapitre abcès.

OPERATIONS CHIRURGICALES

Toute opération chirurgicale comporte un risque et une certaine appréhension de la part du futur opéré.

Le traitement homéopathique pré et post opératoire permettra au patient d'être plus détendu, au chirurgien d'intervenir dans des conditions souvent bien meilleures, et enfin de limiter les complications post opératoires assurant donc une convalescence meilleure et plus rapide.

Traitement

Avant l'intervention - pour diminuer l'anxiété et l'appréhension :
- *Si le patient est agité,* a peur de mourir pendant l'intervention :
ACONIT 9 CH - 3 granules, 1 fois par jour 1 semaine avant.
- *Si le patient a peur que l'opération se passe mal :*
ACTAEA RACEMOSA 9 CH - 3 granules, 1 fois par jour 1 semaine avant.
- *Si le patient a* une appréhension provoquant des tremblements et parfois une diarrhée :
GELSEMIUM 9 CH - 3 granules, 1 fois par jour 1 semaine avant.
- *Si le patient est anxieux,* soupire, bâille, a une sensation de boule à la gorge ou au creux de l'estomac :
IGNATIA 9 CH.

Pour éviter les hémorragies :
ARNICA 5 CH - 3 granules, 1 fois par jour 1 semaine et
PHOSPHORUS 5 CH - 3 granules, 1 fois par jour 1 semaine avant.

Pour éviter le choc opératoire, en particulier chez les patients fragiles ou ayant déjà eu ce problème :
ARNICA 9 CH - 3 granules, 1 fois par jour 3 jours avant, auquel on associera :
STRONTIUM CARBONICUM 9 CH - 3 granules, 1 fois par jour 3 jours avant.

Pour faciliter le réveil après l'intervention, en particulier chez une personne très sensible aux anesthésies et qui se réveille mal :
OPIUM 9 CH - 3 granules, 1 fois par jour, 3 jours avant et 3 jours après l'intervention.

Après l'intervention, pour faciliter la reprise des gaz et du transit, chez les opérés de l'abdomen.

Dès le lendemain de l'intervention, pendant une semaine :
OPIUM 5 CH - 3 granules, 1 fois par jour.
• *Si le patient est très ballonné* avec la sensation que l'émission de gaz le soulagerait :
RAPHANUS 5 CH - 3 granules, 1 fois par jour pendant 1 semaine en association avec :
OPIUM 5 CH.

Pour faciliter une meilleure cicatrisation :
Dès le lendemain de l'intervention :
STAPHYSAGRIA 5 CH - 3 granules, 1 fois par jour pendant 1 mois auquel on associera :
• *Si le patient a tendance à faire des cicatrices chéloïdes* :
GRAPHITES 5 CH - 3 granules, 1 fois par jour, dès le lendemain de l'intervention, pendant 1 mois.

Pour éviter les adhérences post-opératoires, en particulier dans la chirurgie abdominale :
CALCAREA FLUORICA 5 CH - 3 granules, 1 jour sur 2 en alternance avec :
IRIS TENAX 5 CH, pendant 1 mois environ.

Pour faciliter la convalescence en particulier si l'intervention a été très hémorragique :
CHINA 9 CH - 3 granules, 1 fois par jour pendant 1 à 2 mois.
On se rapportera en outre au chapitre *CONVALESCENCE*.

Pour éviter les surinfections de toutes sortes, que ce soit de la plaie ou de toute autre localisation :
PYROGENIUM 5 CH - 3 granules, 1 fois par jour pendant 1 mois.

Pour les douleurs post-opératoires :
• *En cas de sensation de meurtrissure* et de courbature avec agitation car l'opéré ne trouve jamais la bonne place dans le lit :
ARNICA 5 CH - 3 granules, 3 à 4 fois par jour.
• *En cas d'irritabilité,* de douleur spasmodique en particulier chez les opérés de l'abdomen avec une amélioration par la chaleur et si les cuisses sont repliées sur l'abdomen :
COLOCYNTHIS 5 CH - 3 granules, 3 à 4 fois par jour.
• *En cas de douleur après des interventions sur des zones richement innervées* comme les extrémités ou les dents :
HYPERICUM 5 CH - 3 granules, 3 à 4 fois par jour.
• Pour calmer la douleur de la plaie opératoire :
STAPHYSAGRIA 5 CH - 3 granules, 3 à 4 fois par jour.

NOTES

Pour prévenir les phlébites post-opératoires, en particulier chez les patients présentant une mauvaise circulation veineuse et/ou les patients opérés de chirurgie osseuse ou du petit bassin :
ARNICA 5 CH et BOTHROPS 5 CH - 3 granules de chaque, 1 fois par jour que l'on prendra 1 semaine avant l'intervention et 1 mois après.

Pour prévenir les surinfections de bronchites, en particulier chez les personnes souffrant de bronchites chroniques :
ANTIMONIUM TARTARICUM 5 CH - 3 granules, 1 fois par jour à prendre 15 jours avant l'intervention et 1 mois après, voire plus.

En cas d'hémorragie post-opératoire
Prenez de nouveau 3 granules toutes les 1/2 heures en alternance de :
ARNICA 5 CH, PHOSPHORUS 5 CH et CHINA 5 CH.

En cas d'incontinence ou de rétention urinaire post-opératoire :
CAUSTICUM 5 CH - 3 granules, 2 fois par jour.

OREILLONS

C'est une maladie infectieuse, épidémique et contagieuse, caractérisée par la tuméfaction simultanée ou successive des glandes salivaires parotides pouvant se compliquer d'autres inflammations au niveau des méninges, du pancréas, des glandes mammaires et des ovaires ou testicules.

Traitement
• *En cas de gonflement inflammatoire de la parotide* (glande salivaire située en avant de l'oreille) :
TRIFOLIUM PRATENSE 5 CH - 3 granules, 3 à 4 fois par jour.
• *Si la région parotidienne est rouge,* chaude, et enflée, si la douleur est battante. Si la personne a une fièvre élevée avec des sueurs et a soif :
BELLADONNA 5 CH - 3 granules, 4 à 6 fois par jour.
• *En cas de gonflement de la parotide qui est douloureuse,* s'il y a de forte réaction ganglionnaire avec une hypersalivation, si la langue est épaisse, molle et humide et garde l'empreinte des dents :
MERCURIUS SOLUBILIS 5 CH - 3 granules, 3 à 4 fois par jour.
• *S'il y a une hypersalivation avec des sueurs abondantes* :
JABORANDI 5 CH - 3 granules, 3 à 4 fois par jour.
• *En cas d'induration et de tension douloureuse de la région parotidienne* accompagnée d'une douleur à type pression associée fréquemment à une rougeur sombre du pharynx et des ganglions cervicaux :
PHYTOLACCA 5 CH - 3 granules, 3 à 4 fois par jour.

ORGELET
Voir : ŒIL.

OVAIRE (Douleurs de l'ovaire)
Traitement
- *Si les deux ovaires sont douloureux* avant les règles avec la sensation que celles-ci vont arriver, si la douleur irradie vers l'utérus et la vulve, si les règles sont peu abondantes et en retard :
GOSSYPIUM 5 CH - 3 granules, 3 à 4 fois par jour.
- *Si l'ovaire droit est douloureux,* quelle qu'en soit la cause. Si la douleur est aggravée debout par les efforts et la marche ainsi que avant, pendant ou après les règles; si elle est atténuée par la pression, la friction et, la cuisse droite fléchie. Si la femme a la sensation que le volume de l'ovaire a augmenté :
PALLADIUM 5 CH - 3 granules, 3 à 4 fois par jour.
- *Si la femme énervée et bavarde a des douleurs à l'ovaire gauche* avec une grande sensibilité au toucher et une intolérance aux vêtements serrés, améliorées à l'arrivée des règles :
LACHESIS 5 CH - 3 granules, 1 à 2 fois par jour.
- *Si l'ovaire gauche est douloureux,* névralgique, irradiant à la hanche gauche, si la femme ne supporte pas les vêtements serrés :
OVI GALLINAE PELLICULA 5 CH - 3 granules, 3 à 4 fois par jour.
- *En cas de douleur des ovaires avec un endolorissement de l'utérus,* aggravée debout et à la marche, si les règles sont abondantes. La douleur de l'ovaire irradie fréquemment en diagonale au sein opposé (en général, ovaire droit, sein gauche) :
MUREX 5 CH - 3 granules, 3 à 4 fois par jour.
- *Si les douleurs sont spasmodiques* allant d'un ovaire à l'autre, aggravées pendant les règles et d'autant plus que le flux menstruel est abondant, avec une excitation mentale :
ACTAEA RACEMOSA 5 CH - 3 granules, 3 à 4 fois par jour.
- *En cas de douleurs des deux ovaires à type de crampes* ou de spasmes aggravées pendant les règles avec des réactions exagérées chez une femme hautaine et orgueilleuse :
PLATINA 7 CH - 3 granules, 3 à 4 fois par jour.
- *En cas de douleur de l'ovaire gauche à type de picotement* ou avec une sensation de courant électrique, irradiée vers l'aine gauche et si les règles sont en avance, foncées et douloureuses :
XANTHOXYLUM 5 CH - 3 granules, 3 à 4 fois par jour

OXYUROSE
Voir : VERMINOSE.

C'est la maladie produite par les oxyures, petits vers intestinaux qui peuvent aussi infester la peau du périnée et des cuisses.

AVERTISSEMENT

Les ovaires peuvent être le siège de nombreuses pathologies. Toute douleur évoquant par sa localisation une douleur ovarienne imposera bien évidemment un avis médical. Le médecin, après un examen clinique et d'éventuels examens complémentaires, pourra déterminer l'origine de ces douleurs.

PALPITATIONS

Traitement

- *Si les palpitations sont violentes* accompagnées d'anxiété, si la personne a peur de la mort. Des fourmillements apparaissent généralement dans les doigts :
ACONIT 9 CH - 3 granules, 3 fois par jour.
- *Si les palpitations sont déclenchées par des émotions :*
IGNATIA 9 CH - 3 granules, 3 fois par jour.
- *Si les battements du cœur sont si violents* qu'on peut les voir à travers les vêtements :
SPIGELIA ANTHELMIA 5 CH - 3 granules, 3 fois par jour.
- *Si les palpitations sont d'origine nerveuse* avec éventuellement un goitre associé :
LYCOPUS VIRGINICUS 5 CH - 3 granules, 3 fois par jour.
- *Si la personne a l'impression que son cœur va s'arrêter de battre,* ce qui l'oblige à bouger sans arrêt, si elle est agitée de tremblements :
GELSEMIUM 7 CH - 3 granules, 3 fois par jour.
- *S'il s'agit de palpitations émotionnelles,* qui sont ressenties jusqu'aux extrémités :
AMBRA GRISEA 7 CH - 3 granules, 3 fois par jour.
- *Si l'estomac, rempli d'air, est à l'origine de ces palpitations* qui sont soulagées par des éructations :
CARBO VEGETABILIS 7 CH - 3 granules, 3 fois par jour.
- *Si les palpitations sont provoquées par l'altitude :*
COCA 5 CH - 3 granules, 3 fois par jour.
- *Si les palpitations sont déclenchées par des excès de table :*
NUX VOMICA 7 CH - 3 granules, 3 fois par jour.

PANARIS

Voir : ABCES.

C'est une inflammation d'un doigt ou d'un orteil, située près de l'ongle.

Traitement

- Aux médicaments de l'abcès, nous proposons d'ajouter pour accélérer la collection du pus et la suppuration :
MYRISTICA SEBIFERA 5 CH - 3 granules, 3 fois par jour.
- Il est souvent efficace d'associer les trois médicaments suivants :
CALENDULA, MYRISTICA et ECHINACEA en 3 CH.
- N'oubliez pas les soins locaux avec par exemple, de la teinture mère de CALENDULA.

AVERTISSEMENT

Il est recommandé de consulter son médecin afin d'éviter les complications.

PARASITOSES
Voir : OXYUROSE, VERMINOSE.

PAUPIERES
Voir : ŒIL.

PEURS
• des animaux : HYOSCIAMUS, STRAMONIUM, TUBERCULINUM.
• de la foule : ARGENTUM NITRICUM, ACONITUM NAPELLUS.
• des maladies : LUESINUM, PHOSPHORUS, VERATRUM ALBUM (du cancer)
• de la mort : ACONITUM NAPELLUS, ACTAEA RACEMOSA (au moment de l'accouchement), ARSENICUM ALBUM.
• de l'obscurité : CAUSTICUM, PHOSPHORUS, STRAMONIUM, LUESINUM.. des voleurs : NATRUM MURIATICUM, ARSENICUM ALBUM.
• de l'orage : PHOSPHORUS, RHODODENDRON, GELSEMIUM.
• de paraître en public : AMBRA GRISEA, GELSEMIUM.
Prenez 3 granules 1 fois par jour pendant 1 mois.

PHARYNGITE
La pharyngite est l'inflammation du pharynx (arrière-gorge).
Traitement
• *En cas de pharyngite dans un contexte aigu* avec une muqueuse rouge, chaude et douloureuse :
BELLADONNA 7 CH - 3 granules, 3 fois par jour.
• *En cas de pharyngite avec des douleurs à type d'écharde* :
ARGENTUM NITRICUM 5 CH - 3 granules, 3 fois par jour.
• *Si le pharynx est enflé,* rose avec des douleurs piquantes qui sont atténuées en buvant froid :
APIS 5 CH - 3 granules, 4 fois par jour.
• *Si les sécrétions sont épaisses et jaunâtres :*
HYDRASTIS CANADENSIS 5 CH - 3 granules, 3 fois par jour.
• *Si le pharynx est rouge sombre,* les douleurs irradiant aux oreilles :
PHYTOLACCA 5 CH - 3 granules, 3 fois par jour.
• *En cas de pharyngite avec des raclements,* souvent accompagnée d'un catarrhe tubaire :
KALIUM MURIATICUM 5 CH - 3 granules, 3 fois par jour.
• *Lorsque les sécrétions sont collantes, jaunâtres et épaisses :*
HIPPURICUM ACIDUM 4 CH - 3 granules, 2 fois par jour.

NOTES

PIQÛRES

d'insectes

• *En cas d'œdème rose avec des douleurs brûlantes* et piquantes, qui sont atténuées par des applications froides :
APIS 5 CH - 3 granules, toutes les 5 minutes au début, puis espacez les prises suivant l'amélioration.

• *Si les douleurs sont très brûlantes,* de petites vésicules apparaissant éventuellement :
CANTHARIS 5 CH - 3 granules, 4 fois par jour.

• *En cas de plaie punctiforme,* la peau étant froide localement :
LEDUM PALUSTRE 4 CH - 3 granules, 3 fois par jour (médicament préventif des piqûres d'insectes).

• *En cas de piqûres d'araignées :*
TARENTULA CUBENSIS 4 CH - 3 granules, 4 fois par jour.

par un clou ou un objet pointu

• *En cas de douleur après une piqûre d'une région riche en filets nerveux,* la douleur suivant ce trajet nerveux :
HYPERICUM 5 CH - 3 granules, 3 fois par jour.

• *En cas de douleur d'une plaie nette* (par un couteau, une lame de rasoir) :
STAPHYSAGRIA 5 CH - 3 granules, 4 fois par jour. (On l'utilise volontiers pour favoriser la cicatrisation après une intervention chirurgicale).

PITYRIASIS

Voir : DERMATOSE.

C'est une maladie de la peau présentant des plaques rouges qui pèlent, très fréquente et contagieuse.

Traitement

• *Si la peau est sèche,* non fissurée avec de fines squames :
ARSENICUM ALBUM 5 CH - 3 granules, 2 fois par jour.

• *Si les plaques rosées sont prurigineuses,* aggravées à l'humidité et avant les règles :
DULCAMARA 4 CH - 3 granules, 2 fois par jour.

• *Si la peau est sèche, squameuse,* fissurée et que les symptômes sont aggravés à la chaleur du lit :
KALIUM ARSENICOSUM 5 CH - 3 granules, 3 fois par jour.

• *Si la peau est sèche, parfois croûteuse :*
CHRYSAROBINUM 5 CH - 3 granules, 2 fois par jour.

PNEUNOMIE

Voir : BRONCHITE.

PROSTATE (Adénome)

C'est une augmentation bénigne du volume de la prostate.

Traitement
- Certains médicaments homéopathiques permettent de reculer l'échéance chirurgicale :
THUYA OCCIDENTALIS 7 CH - 1 dose toutes les semaines.
SABAL SERRULATA 3 CH - 10 gouttes par jour dans un peu d'eau.
- En cas de sensation de brûlure pendant et après la miction; qui est normale mais urgente :
PETROSELINUM 3 CH - 10 gouttes par jour dans un peu d'eau.
CONIUM MACULATUM 3 D - 10 gouttes par jour dans un peu d'eau.
- En cas de mictions fréquentes surtout la nuit avec une absence de jet, et si la prostate est augmentée de volume :
SABAL SERRULATA 4 CH - 3 granules, matin et soir.
- Si la personne a la sensation d'avoir une grosse prostate, doit forcer pour uriner et s'il y a du mucus dans les urines, :
CHIMAPHILA UMBELLATA 4 CH - 3 granules, 2 fois par jour.
- Si la prostate est augmentée de volume et que le jet urinaire est intermittent :
CONIUM MACULATUM 4 CH - 3 granules, 2 fois par jour.
- En cas d'envies fréquentes mais inefficaces d'uriner :
PAREIRA BRAVA 4 CH - 3 granules, 2 fois par jour.
- En cas d'hypertrophie de la prostate avec une infection urinaire :
HYDRANGEA ARBORESCENS 4 CH - 3 granules, 2 fois par jour.
- Si la personne a la sensation d'avoir un poids dans le rectum, si elle se lève souvent la nuit pour aller uriner :
FERRUM PICRICUM 4 CH - 3 granules, 2 fois par jour.

PRURIT

Ce sont des démangeaisons.

Traitement
De nombreux médicaments homéopathiques pourront vous aider dans cette affection particulièrement gênante.
- En cas de prurit sans lésion cutanée :
DOLICHOS PRURIENS 4 CH - 3 granules, 3 fois par jour.
- En cas d'urticaire, avec une sensation de brûlure, une aggravation au contact de l'eau froide :
URTICA URENS 4 CH - 3 granules, 3 fois par jour.

AVERTISSEMENT

Une surveillance clinique stricte est nécessaire.

NOTES

- *En cas d'œdème rosé avec des douleurs piquantes* qui sont atténuées par des applications froides :
APIS MELLIFICA 4 CH - 3 granules, 4 fois par jour.
- *Si le prurit se déplace,* sans lésion cutanée et survient après une contrariété ou une vexation rentrée :
STAPHYSAGRIA 7 CH - 3 granules, 3 fois par jour.
- *En cas de prurit médicamenteux :*
PHENOBARBITAL 4 CH - 3 granules, 3 fois par jour.
- *En cas d'urticaire provoqué par l'eau :*
DULCAMARA 5 CH - 3 granules, 3 fois par jour.
- *En cas de prurit avec ou sans éruption,* localisé de préférence au niveau des zones pileuses, aggravé à la chaleur :
FAGOPYRUM 4 CH - 3 granules, 3 fois par jour.
- *En cas de prurit important localisé de préférence au niveau des organes génitaux,* avec une sensation de brûlure :
CROTON TIGLIUM 4 CH - 3 granules, 3 fois par jour.
- *Pour drainer la peau :*
SAPONARIA OFFICINALIS 4 CH - 3 granules, 3 fois par jour.

PSORIASIS

Voir : DERMATOSE.

Le psoriasis est une maladie de la peau réputée pour sa ténacité.

Traitement
- *Si la peau a un aspect sale,* si elle est froide, sèche, craquelée, que les lésions sont aggravées l'hiver :
PETROLEUM 5 CH - 3 granules, 3 fois par jour.
- *Si la peau est sèche,* épaisse, écailleuse et recouverte de fines squames blanches :
ARSENICUM ALBUM 5 CH - 3 granules, 2 fois par jour.
- *En cas de psoriasis avec de larges squames sèches :*
KALIUM MURIATICUM 5 CH - 3 granules, 3 fois par jour.
- *Si la peau est très épaissie avec de larges squames qui démangent :*
HYDROCOTYLE 5 CH - 3 granules, 2 fois par jour.
- *Pour drainer la peau en cas d'éruptions sèches* et squameuses :
ZEA ITALICA 4 CH - 3 granules, 3 fois par jour.
- *Si les squames sont très larges :*
ARSENICUM IODATUM 5 CH - 3 granules, 2 fois par jour
- *Si la peau est sèche, parfois croûteuse :*
CHRYSAROBINUM 4 CH - 3 granules, 2 fois par jour
- *Si les éruptions sont plutôt circulaires,* la peau est souvent fissurée en hiver :
SEPIA 7 CH - 3 granules, matin et soir.

• *En cas de prurit avec une fine desquamation,* les lésions sont généralement circulaires et guérissent par le centre en laissant une auréole pigmentée :
BERBERIS VULGARIS 4 CH - 3 granules, 2 fois par jour.

PUBERTE

En cas de retard pubertaire.
PULSATILLA 7 CH - 3 granules, 3 fois par jour.

En cas de petits problèmes psychologiques.
• *Chez un enfant lymphatique,* qui est très fatigué par ses poussées de croissance :
CALCAREA PHOSPHORICA 7 CH - 3 granules, 3 fois par jour.
• *Chez une fillette plutôt orgueilleuse,* qui se croit supérieure aux autres, qui a besoin de se faire remarquer en utilisant des bijoux clinquants par exemple :
PLATINA 7 CH - 3 granules, 3 fois par jour.
• *Chez un enfant qui rougit facilement,* qui est toujours au bord des larmes, qui est très timide :
PULSATILLA 7 CH - 3 granules, 3 fois par jour.
• *Chez un adolescent craintif,* qui se renferme sur lui-même :
NATRUM MURIATICUM 7 CH - 3 granules, 3 fois par jour.
• *Chez un adolescent qui ne tient pas en place, qui est maladroit,* peu doué et présente très souvent des tics nerveux :
AGARICUS 5 CH - 3 granules, 3 fois par jour :
• *Chez un adolescent qui ne tient pas en place, agité des extrémités* et surtout des doigts :
KALIUM BROMATUM 5 CH - 3 granules, 3 fois par jour.
• *Chez un adolescent grincheux* qui râle sans arrêt, surtout le matin au réveil, doué mais qui manque de confiance en lui :
LYCOPODIUM 9 CH - 3 granules, 3 fois par jour.
• *Chez un adolescent irritable,* susceptible, dont le travail scolaire n'est pas très bon, qui a toujours l'impression qu'on lui en veut, qu'il est le mal-aimé de la famille :
STAPHYSAGRIA 9 CH - 3 granules, 3 fois par jour.

En cas de problème des règles.
• *Si elles arrivent tardivement,* si elles sont irrégulières, courtes et de sang foncé :
PULSATILLA 9 CH - 3 granules, 3 fois par jour.
• *Si les règles sont d'autant plus douloureuses que le flux est abondant,* chez une fillette nerveuse et hypersensible :
ACTAEA RACEMOSA 7 CH - 3 granules, 3 fois par jour.

NOTES

- *Si les règles sont très douloureuses,* à type de crampes; si la douleur est atténuée en se penchant en avant :
MAGNESIA PHOSPHORICA 5 CH - 3 granules, 3 fois par jour.
- *Lorsque les règles sont très abondantes,* s'accompagnant d'une grande fatigue avec une pâleur et des vertiges :
CHINA 7 CH - 3 granules, 3 fois par jour.

En cas de problèmes de seins.
- *Si les seins sont douloureux,* tout particulièrement le gauche :
ASTERIAS RUBENS 5 CH - 3 granules, 2 fois par jour.
- *Si les seins sont congestionnés,* les douleurs sont aggravées par la moindre secousse :
BELLADONNA 7 CH - 3 granules, 3 fois par jour.
- *Si les douleurs sont piquantes,* atténuées par une forte pression :
BRYONIA 5 CH - 3 granules, 2 fois par jour.
- *En cas de douleurs aiguës des mamelons :*
PHELLANDRIUM 5 CH - 3 granules, 2 fois par jour.
- *En cas de douleurs de congestion mammaire* surtout avant les règles, le mamelon étant sensible :
PHYTOLACCA 7 CH - 3 granules, 2 fois par jour.

QUINTES DE TOUX

Voir : *COQUELUCHE, TOUX.*

QUINCKE (Œdème de)

L'œdème de Quincke est une variété hypodermique d'urticaire. Il touche les paupières, les lèvres et parfois tout le visage.

En attendant, vous utiliserez les médicaments suivants :
SERUM EQUI 7 CH - 5 granules immédiatement.
APIS MELLIFICA 5 CH et URTICA URENS 4 CH - 3 granules en alternance; toutes les 2 heures.

AVERTISSEMENT

La survenue d'un oedème de la glotte impose un traitement d'urgence, c'est-à-dire l'appel de votre médecin qui pratiquera une corticothérapie intraveineuse, voire une intubation.

NOTES

AVERTISSEMENT

Il est nécessaire dans tous les cas de consulter son médecin traitant afin d'avoir un diagnostic précis; il éliminera toute affection relevant de la chirurgie de toute affection infectieuse nécessitant un traitement antibiotique.

RACHIALGIES

Ce sont des douleurs de la colonne vertébrale.

Traitement

• *Si les apophyses épineuses des trois premières vertèbres dorsales* (excroissances naturelles) sont très sensibles au moindre toucher, surtout si vous travaillez assis, la tête penchée en avant (dactylographes, pianistes...), ce symptôme étant souvent associé à une céphalée occipitale et à des troubles visuels :
ACTEA RACEMOSA 9 CH - 3 granules, 3 fois par jour.

• *Si la région lombo-sacrée est le siège de douleurs violentes,* constantes, toujours provoquées par l'ascension rapide d'un escalier, vous obligeant à vous asseoir sur une marche, des hémorroïdes étant souvent associées à ces symptômes :
AESCULUS HIPPOCASTANUM 5 CH - 3 granules, 3 fois par jour.

• *Si les vertèbres dorsales sont sensibles,* provoquant des douleurs vives dans les muscles des régions lombaires et sacrées, celles-ci étant aggravées lorsque vous vous penchez, vous vous asseyez, vous vous retournez et atténuées par la chaleur du lit, les membres inférieurs étant agités :
AGARICUS 5 CH - 3 granules, 3 fois par jour.

• *Si les douleurs de la colonne vertébrale sont associées à une faiblesse dans les jambes* donnant la sensation de dérobement, à des sueurs abondantes, froides, aggravées au moindre exercice :
KALIUM CARBONICUM 9 CH - 3 granules,matin, midi et soir.

• *Si les douleurs de la région lombaire sont aggravées au réveil,* atténuées par une forte pression. Si vous vous sentez mieux installé sur un coussin dur en bas du dos, si vous avez des crampes dans les mollets, si vous êtes souvent dépressif vers les 11 h du matin et si vous avez une tendance à l'herpès labial :
NATRUM MURIATICUM 9 CH - 3 granules, 3 fois par jour.

• *S'il y a sensation de brisure dans la région lombo-sacrée* (en bas du dos), une raideur intense aggravée en position assise et par temps froid et humide, améliorée par le mouvement continu avec un besoin de changer constamment de place :
RHUS TOXICODENDRON 9 CH - 3 granules, 3 fois par jour.

• *Si les douleurs de la colonne,* des membres et particulièrement du coccyx intervenant souvent après un traumatisme ou des efforts répétés, sont aggravées par le froid humide et atténuées par la chaleur :
RUTA GRAVEOLENS 9 CH - 3 granules, 3 fois par jour.

• *Si les douleurs de la région lombo-sacrée (en bas du dos) sont aggravées l'après-midi,* lors de la marche, associées souvent à une

sensation de faiblesse, de froid entre les deux épaules (ce symptôme s'accompagne d'une pesanteur pelvienne chez une femme le plus souvent triste) :
SEPIA 9 CH - 3 granules matin et soir.

RAIDEUR ARTICULAIRE

Elle est souvent due à de la fatigue, à un traumatisme, à une infection virale ou à des rhumatismes.

Traitement
- *Chez une personne ankylosée présentant souvent un déficit moteur,* aggravé par le froid sec, amélioré par des enveloppements humides et chauds :
CAUSTICUM 7 CH - 3 granules, matin et soir.
- *Si les petites articulations sont atteintes avec souvent, à leur niveau l'apparition de nodosités ;* les symptômes sont aggravés par temps froid humide :
MANGANUM 9 CH - 3 granules, matin et soir.
- *Chez des personnes présentant des douleurs des trapèzes* (muscles plats du haut du dos), des troubles de la vue et un état nerveux particulier :
ACTAEA RACEMOSA 9 CH - 3 granules, 3 fois par jour.
- *Si la raideur est calmée par le mouvement :*
RHUS TOXICODENDRON 15 CH - 3 granules, matin et soir.
- *Si la raideur est calmée par le repos absolu :*
BRYONIA 15 CH - 3 granules, matin et soir.

RECTITE

C'est l'inflammation du rectum, dont le diagnostic est à faire par le médecin généraliste.

Traitement
- *Si la muqueuse est rouge pourpre* avec une sensation de piqûres, soulagée par des bains froids :
AESCULUS HIPPOCASTANUM 5 CH - 3 granules, matin et soir.
- *Chez une personne plutôt diarrhéique,* avec un ténesme (tension douloureuse provoquant des brûlures et des envies continuelles d'aller à la selle) et parfois l'apparition de mucosités :
ALŒ 5 CH - 3 granules, matin et soir.
- *Si l'anus est brûlant,* irrité, qu'il existe un ténesme et que la personne est épuisée après la selle :
HURA BRAZILIENSIS 4 CH - 3 granules, matin et soir.
- *En cas de douleurs brûlantes associées à un ténesme :*
CAPSICUM ANNUUM 5 CH - 3 granules, 2 fois par jour.

NOTES

• *Dans les cas de rectite très ulcérée,* associée souvent à un ténesme vésical et rectal :
MERCURIUS CORROSIVUS 5 CH - 3 granules, matin et soir.

RECTO-COLITE HEMORRAGIQUE

Il s'agit bien souvent d'une maladie psychosomatique, survenant sur un terrain particulier.

Traitement
Lorsque la muqueuse est rouge, que des mucosités et un saignement apparaissent :
• *Chez une personne très fatiguée,* qui a une tendance aux hémorragies :
PHOSPHORUS 5 CH - 3 granules, 2 fois par jour.
• *Si les douleurs intestinales sont importantes,* provoquant une sensation de brûlures, les selles sont glaireuses avec du mucus et souvent du sang :
MERCURIUS CORROSIVUS 5 CH - 3 granules, 2 fois par jour.
• *Si le sang est rouge vif,* brillant, les selles glaireuses, striées de sang, la personne souffre d'un ténesme (tension douloureuse provoquant des brûlures et des envies continuelles d'aller à la selle) :
IPECA 5 CH - 3 granules, 3 fois par jour.
• *Si les selles sont diarrhéiques,* douloureuses provoquant une impression d'écharde, un ténesme est associé :
NITRICUM ACIDUM 5 CH - 3 granules, 2 fois par jour.

REFROIDISSEMENT

Traitement
• *Après un coup de froid humide* ou après avoir eu très chaud :
BRYONIA ALBA 5 CH - 3 granules toutes les 2 heures, à alterner avec DULCAMARA 5 CH.
• *Après un coup de froid sec,* par vent du nord :
ACONITUM NAPELLUS 9 CH - 3 granules, toutes les 2 heures, à alterner avec CAMPHORA 5 CH.
• *Dès que la peau devient moite,* prenez rapidement :
BELLADONNA 7 CH - 3 granules, 3 à 5 fois par jour.
• *Si des frissons sont associés :*
GELSEMIUM 5 CH - 3 granules, 2 à 4 fois par jour.

REGLES (Troubles des)

Aménorrhée
L'aménorrhée se définit comme l'absence d'apparition des règles ou la disparition de celles-ci.

Traitement :
En attendant l'avis du gynécologue, certains médicaments homéopathiques peuvent apporter une solution. Nous n'examinerons ici que les cas les plus fréquemment rencontrés.

Retard d'apparition des règles à la puberté accompagné d'un développement secondaire sexuel lent :
En premier lieu prenez :
NATRUM MURIATICUM 7 CH.
Puis en fonction des symptômes décrits ci-dessous :
- *Chez une jeune fille douce,* timide, frileuse, présentant des troubles circulatoires multiples :
PULSATILLA 5 CH.
- *En cas de règles douloureuses et difficiles* (dysménorrhée), avec une envie fréquente d'uriner :
FERRUM PHOSPHORICUM 5 CH.
- *En cas d'aménorrhée ou de règles* fugaces, avec une grande faiblesse :
MANGANUM 5 CH.
- *Si les règles sont accompagnées d'un écoulement purulent* (leucorrhée) et de saignements de nez :
SENECIO 4 CH.
- *Pour éviter la répétition de ces aménorrhées :*
AXE HYPOTHALAMOHYPOPHYSAIRE 4 CH / OVARINUM 4 CH, 1 ampoule perlinguale le soir au coucher.
- *En cas de règles trop courtes,* peu abondantes, si le sang est noir, en caillots :
LACHESIS 5 CH.
- *En cas de règles en retard,* de courte durée, apparaissant seulement le matin, chez une jeune fille triste et indifférente :
SEPIA 5 CH.
- *En cas de sensation de règles imminentes* mais qui n'arrivent pas :
GOSSYPIUM 4 CH.
Ces médicaments sont à prendre à raison de 3 granules, le matin.

Brusque arrêt des règles après un coup de froid
- *En cas d'interruption des règles* à cause du froid et de l'humidité :
DULCAMARA 4 CH
- *En cas d'aménorrhée après un bain froid* avec une sensation de pression dans le petit bassin :
ANTIMONIUM CRUDUM 5 CH.
- *En cas de troubles circulatoires aggravés* par les variations thermiques :

AVERTISSEMENT

Les causes d'aménorrhées sont multiples et nécessitent toujours un examen gynécologique.

PULSATILLA 5 CH.
Ces médicaments sont à prendre à raison de 3 granules le matin.

Aménorrhée après une émotion, une grande frayeur, une violente colère
• *Après une émotion soudaine,* une frayeur, une mauvaise nouvelle, pour en prévenir les effets nocifs, prenez systématiquement :
GELSEMIUM 5 CH.
• *En cas d'aménorrhée apparaissant* après une colère explosive, hors de proportion par rapport au motif déclenchant :
CHAMOMILLA 5 CH.
• *Après une très grande frayeur* où la femme a craint pour sa vie :
OPIUM 5 CH.
• *Après une émotion, une frayeur reçue brutalement,* comme un coup de poing :
ARNICA 5 CH.
Ces médicaments sont à prendre à raison de 3 granules matin, midi et soir.

Dysménorrhée

Ce sont les douleurs pelviennes ou lombaires (dorsales) qui accompagnent les règles, ou qui surviennent juste avant.

Traitement
• *En cas de douleurs à type de crampes,* atténuées si vous vous pliez en deux et par la chaleur locale :
COLOCYNTHIS 5 CH - 3 granules, 3 à 4 fois par jour.
• *En cas de douleurs à type de spasmes,* survenant généralement la veille des règles :
MAGNESIA PHOSPHORICA 5 CH - 3 granules, 3 ou 4 fois par jour.
• *Si les règles sont en avance,* très douloureuse, et provoquent de l'agitation et une grande irritabilité :
CHAMOMILLA 5 CH - 3 granules par jour.
• *Si les douleurs de type spasmodiques,* s'accompagnent de vertiges :
COCCULUS 5 CH - 3 granules, 3 fois par jour.
• *Si les douleurs sont intermittentes et spasmodiques,* les règles étant peu abondantes :
CAULOPHYLLUM 4 CH - 3 granules, 3 fois par jour.
• *Si les douleurs s'accompagnent de malaises,* parfois de syncopes, et d'une sensation de contusion du petit bassin :
TRILLIUM PENDULLUM 5 CH - 3 granules, 3 fois par jour.
• *Si les règles sont accompagnées de douleurs lombaires* et de dépression :

CYCLAMEN 7 CH - 3 granules, 3 fois par jour.
• *En cas de douleurs crampoïdes* avec une irradiation aux cuisses :
VIBURNUM OPULUS 5 CH - 3 granules, 3 fois par jour.
• *Lorsque la douleur s'intensifie* en fonction de l'abondance des règles :
ACTAEA RACEMOSA 5 CH - 3 granules, 3 fois par jour.
• *En cas de douleurs spasmodiques,* tiraillantes, irradiant dans les cuisses :
CASTOREUM 5 CH - 3 granules, 3 fois par jour.

Hyperménorrhée

Elle se caractérise par l'abondance excessive des règles.

Traitement

• *Si les règles sont très abondantes,* d'un sang rouge vif avec quelques caillots et si vous avez une tendance aux syncopes :
IPECA 5 CH - 3 granules, 2 fois par jour.
• *Si les règles sont d'un sang rouge et fluide :*
MILLEFOLIUM 4 CH - 3 granules, 2 fois par jour.
• *Si les règles sont abondantes, très douloureuses,* le sang est rouge, brillant, avec quelques caillots :
SABINA 5 CH - 3 granules, 2 fois par jour.
• *Si les règles sont de sang foncé* avec des caillots et s'accompagnent d'une pâleur du visage et souvent de bourdonnements d'oreilles, avec besoin d'air frais :
CHINA 5 CH - 3 granules, 2 fois par jour.
• *S'il s'agit d'une hémorragie de sang noir* chez une femme plutôt maigre :
SECALE CORNUTUM 5 CH - 3 granules, 2 fois par jour.
• *En cas d'écoulement de sang noir avec de petits caillots,* ou en aspect filamenteux :
USTILAGO 5 CH - 3 granules, 2 fois par jour.
• *En cas d'hémorragie de sang noir avec la présence de filaments :*
CROCUS SATIVUS 5 CH - 3 granules, 2 fois par jour.
• *En cas d'hémorragie de sang noir avec des crampes* au niveau de l'utérus :
THLAPSI BURSA-PASTORIS 4 CH - 3 granules, 2 fois par jour.
• *Si les règles sont hémorragiques* avec un sang plutôt pâle :
PHOSPHORUS 5 CH - 3 granules, 2 fois par jour.

Ménoragies - Métrorragies

•Les ménorragies se définissent par des règles abondantes et prolongées mais respectant le cycle régulier.

AVERTISSEMENT

Dans les deux cas, un examen gynécologique ainsi qu'un bilan hormonal sont nécessaires.

NOTES

• Les métrorragies sont des saignements apparaissant en dehors de la période des règles (après la ménopause, avant la puberté, en période de maturité sexuelle).

Traitement

En l'absence de tout autre signe, vous pouvez prendre :
Sang rouge avec caillots.
• *En cas de flots de sang rouge*, brillant, mélangés de caillots, accompagnés de violentes douleurs s'étendant du sacrum au pubis, si l'hémorragie utérine est aggravée par le moindre mouvement et par la chaleur :
SABINA 4 CH - 3 granules par 24 heures.
Sang rouge, sans caillots.
• *En cas de métrorragie abondante* de sang rouge brillant, avec une irritation violente du rectum et de la vessie, aggravée au moindre mouvement :
ERIGERON 4 CH - 3 granules par 24 heures.
Sang foncé, avec caillots.
• *En cas d'hémorragie de sang noir*, visqueux, pendant en longs filaments, très aggravée par le moindre mouvement :
CROCUS SATIVA 5 CH - 3 granules par 24 heures.
• *En cas d'hémorragie de sang noir avec de petits caillots*, hémorragie "en nappe", sans douleur et sans influence des mouvements :
USTILAGO 5 CH - 3 granules par 24 heures.
Sang foncé, sans caillots.
• *En cas d'hémorragies passives de sang noir chez des femmes maigres* et fatiguées, aggravées au moindre mouvement :
SECALE CORNUTUM 5 CH - 3 granules par 24 heures.

REGLES DOULOUREUSES

Voir aussi : DYSMENORRHEE, HYPERMENORRHEE.

Traitement

• *En cas de douleurs des seins prémenstruelles :*
FOLLICULINUM 30 CH - 1 dose au 15ème jour du cycle ou au 7ème et 20ème jour du cycle.
• *En cas d'allergies au moment des règles :*
HISTAMINUM 9 CH.
• *Lorsqu'il y a une poussée d'acné :*
EUGENIA JAMBOSA 5 CH - 3 granules, 2 fois par jour.
• *Si les règles s'accompagnent d'un mal de gorge :*
MERCURIUS SOLUBILIS 5 CH - 3 granules, 2 fois par jour.

154

LACHESIS MUTUS 5 CH - 3 granules, 2 fois par jour.
• *Si vous avez des crampes :*
CUPRUM METALLICUM 5 CH - 3 granules, 2 fois par jour.
• *Si vous êtes dépressive avant les règles :*
SEPIA 9 CH - 3 granules, matin et soir.
NATRUM MURIATICUM 9 CH - 3 granules, matin et soir.
AURUM METAL 9 CH - 3 granules, matin et soir.
CYCLAMEN 9 CH - 3 granules, 2 fois par jour.
• *En cas de diarrhée au moment des règles* avec des coliques et une émission de gaz :
BOVISTA 5 CH - 3 granules, 3 fois par jour.
• *En cas de diarrhées associées à des douleurs de l'ovaire droit :*
PALLADIUM 5 CH - 3 granules, 3 fois par jour.
• *En cas de diarrhées associées à des douleurs de l'ovaire gauche :*
LACHESIS 7 CH - 3 granules, 2 fois par jour.
• *En cas d'insomnie au moment des règles :*
COFFEA 7 CH - 3 granules le soir.

RHINO-PHARYNGITE

La rhino-pharyngite est l'inflammation de la partie supérieure du pharynx, ou rhino-pharynx

Traitement

• *Si les muqueuses du nez sont rouges et très irritées :*
ARUM TRIPHYLLUM 5 CH - 3 granules, 3 fois par jour.
• *Si l'écoulement nasal est limpide,* brûlant, souvent associé à des éternuements :
ALLIUM CEPA 9 CH - 3 granules, 3 fois par jour.
• *Si la fièvre est inférieure à 38°, 38 5° :*
FERRUM PHOSPHORICUM 9 CH - 3 granules, matin et soir.
• *Si la fièvre est supérieure à 39° :*
BELLADONA 9 CH - 3 granules, 3 à 5 fois par jour.
• *Lorsqu'il existe des croûtes verdâtres* avec un écoulement verdâtre, irritant, un peu de sang étant parfois mélangé aux croûtes :
KALIUM BICHROMICUM 7 CH - 3 granules matin, midi et soir.
• *Si les sécrétions sont jaunâtres,* très épaisses et donc adhérentes, avec un écoulement en arrière du nez :
HYDRASTIS 7 CH - 3 granules, 3 fois par jour.
• *Si l'écoulement est jaune clair, non irritant* et ne s'accompagne pas de fièvre :
PULSATILLA 5 CH - 3 granules, 3 fois par jour.

AVERTISSEMENT

Lorsque les rhinopharyngites récidivent, il est nécessaire de consulter son médecin qui prescrira les médicaments du terrain.

NOTES

AVERTISSEMENT

Les cas de rhumatismes aigus relèvent de l'allopathie, les cas chroniques relèvent de l'allopathie et de l'homéopathie. Il sera bon de consulter son médecin traitant.

RHUMATISMES

Traitement

- *Dans les cas de raideur importante,* améliorée par le mouvement lent et continu et aggravée par le repos trop long ou le surmenage physique :
RHUS TOXICODENDRON 15 CH - 3 granules matin et soir.

- *Si la poussée rhumatismale est aggravée avant un orage* ou lors d'une tempête, atténuée après l'orage :
RHODODENDRON 5 CH - 3 granules matin, midi et soir.

- *Si le rhumatisme est associé à une crise de goutte,* accompagnée de douleurs déclenchées par le moindre mouvement, la chaleur locale atténuant les douleurs :
COLCHICUM 5 CH - 3 granules matin et soir.

- *Si ce sont les petites articulations* (mains et pieds) qui sont atteintes avec une tendance aux déformations, sur un terrain goutteux :
GUAICUM 5 CH - 3 granules 2 fois par jour.

- *Si les douleurs rhumatismales sont associées à des névralgies* qui évoluent de haut en bas :
KALMIA LATIFOLIA 5 CH - 3 granules matin et soir.
En période aiguë, associez :
SEVE DE BOULEAU 1 DH - 45 gouttes 1 ou 2 fois par jour.

- *Lorsque les rhumatismes s'associent à une douleur brutale,* avec un gonflement articulaire surtout si vous êtes nerveux, vous alternerez :
TUBERCULINUM 9 CH - 1 dose,
PHOSPHORUS 9 CH - 1 dose 1 fois par semaine.

- *Lorsqu'il s'y associe une rétention hydrique* (eau), que les rhumatismes sont très aggravés par l'humidité et améliorés par le mouvement lent, on alternera les doses suivantes une fois par semaine :
THUYA 9 CH - 1 dose,
NATRUM SULFURICUM 9 CH - 1 dose,
MEDORRHINUM 9 CH - 1 dose.

- *En cas de rhumatismes améliorés par le repos absolu,* mais aggravés par le moindre mouvement, les douleurs étant atténuées par des applications froides :
BRYONIA 9 CH - 3 granules, 3 fois par jour.

- *Si le rhumatisme se déclenche dès que le temps est humide,* et que de la diarrhée alterne avec les douleurs :
DULCAMARA 5 CH - 3 granules, 3 fois par jour.

- *En cas de rhumatisme inflammatoire,* l'articulation étant le plus souvent enflée, rosée avec des douleurs piquantes, atténuées par des applications froides :
APIS 9 CH - 3 granules, 4 fois par jour.

RHUME DES FOINS

Voir : ALLERGIE.

De février à juin, prenez :
POLLEN 30 CH - 1 dose tous les 15 jours à alterner avec HISTAMINUM 9 CH - 1 dose ou POUMON HISTAMINE 9 CH.
Suivant les symptômes, vous ajouterez dès le début des allergies :
• *Lorsqu'il existe des éternuements en salves,* avec un écoulement irritant par le nez :
ALLIUM CEPA 5 CH - 3 granules, 2 à 4 fois par jour.
• *Si les yeux sont très rouges,* car le larmoiement est très irritant, l'écoulement nasal n'étant par contre pas irritant :
EUPHRASIA 5 CH - 3 granules, 2 à 4 fois par jour.
• *Si le coryza est abondant,* très irritant avec de nombreux éternuements :
NAPHTALINUM 5 CH - 3 granules matin, midi et soir.
• *Si les éternuements sont fréquents* avec surtout un chatouillement du fond de la gorge entraînant un raclement fréquent :
SABADILLA 5 CH - 3 granules, 3 fois par jour.
• *Si les éternuements sont provoqués par des courants d'air* :
NUX VOMICA 5 CH - 3 granules, 3 fois par jour.
• *Dans les cas très aigus,* vous pourrez ajouter au médicament indiqué :
POUMON HISTAMINE 9 CH - 1 dose par jour pendant 2 ou 3 jours.
Les médicaments de terrain les plus fréquemment rencontrés sont : NATRUM MURIATICUM et PULSATILLA, mais ils seront généralement prescrits par le médecin.

ROUGEOLE

La rougeole est une maladie infectieuse due à un virus, contagieuse et épidémique.
Sa période d'incubation est d'environ 14 jours.
Elle débute par un coryza, une conjonctivite, une toux rauque, un état fébrile. Parfois on peut retrouver le signe de Koplick (une tâche rouge) à l'intérieur de la bouche.
L'éruption : il s'agit de tâches séparées, d'un rouge franc, qui débutent souvent derrière les oreilles puis gagnent le cou, la face et très vite se généralisent.

Traitement
• *Contre la fièvre :*
BELLADONNA 7 CH,
MORBILLINUM 9 CH - 1 dose par jour pendant 3 jours ou FERRUM PHOSPHORICUM 5 CH.

NOTES

- *Pour agir sur l'inflammation des yeux* qui brûlent et l'écoulement par le nez qui lui n'irrite pas :
EUPHRASIA 5 CH - 3 granules, 3 fois par jour.
- *Contre la toux :*
SPONGIA 5 CH 3 granules, 3 fois par jour
- *Pour agir sur la conjonctivite importante,* la douleur à la lumière, les sécrétions nasales jaunâtres et non irritantes :
PULSATILLA 5 CH - 3 granules, 3 fois par jour
AILANTHUS 5 CH - 3 granules, 3 fois par jour.

RUBEOLE

La rubéole est une maladie infectieuse contagieuse due à un virus. C'est une affection bénigne, sauf si elle intervient chez une femme enceinte.
La période d'incubation est d'environ 9 jours.
L'éruption est le plus souvent très variable, de courte durée. A l'examen, on retrouve des ganglions cervicaux. La rate est parfois grosse. Dans tous les cas prenez :
PULSATILLA 9 CH - 3 granules, 3 fois par jour, associé au traitement anti-fièvre si nécessaire (BELLADONNA 5 CH - 3 granules, 3 fois par jour).

AVERTISSEMENT

La rubéole ayant des conséquences tragiques si elle est contractée pendant une grossesse, il est conseillé de faire vacciner les jeunes filles avant la puberté.

SAIGNEMENT DE NEZ (Epistaxis)

Traitement
Prenez immédiatement 3 granules de CHINA 4 CH, puis 1/2 heure après, puis toutes les deux heures.
• *Lorsque le saignement de nez fait suite à un choc, à un traumatisme,* alternez CHINA avec 3 granules d'ARNICA 5 CH.
• *Dans les cas rebelles ou plus importants,* remplacez, à raison de 3 granules en alternance toutes les heures, les médicaments précédents par :
PHOSPHORUS 5 CH,
CROTALUS 5 CH,
SENECIO 4 CH,
FERRUM PHOSPHORICUM 5 CH.

AVERTISSEMENT

Lorsque les saignements de nez se produisent à la place ou lors des règles ou lorsqu'ils sont répétés, il faudra consulter votre médecin.

SALIVATION

C'est l'exagération de la sécrétion salivaire qui peut atteindre plusieurs litres et qui peut s'observer dans diverses maladies comme les névroses, certaines maladies nerveuses, les stomatites (inflammation de la bouche), mais également au cours de la grossesse.

Traitement
• *En cas d'hypersalivation accompagnée de nausées,* de douleurs autour du nombril, de démangeaisons de l'anus avec une nervosité et une irritabilité :
GRANATUM 5 CH - 3 granules, 1 à 2 fois par jour (médicament bien indiqué dans l'hypersalivation des verminoses).
• *En cas d'hypersalivation accompagnée de sueurs abondantes* surtout au cours de la grossesse, lors d'une inflammation de la glande parotide ou de la bouche :
JABORANDI 5 CH - 3 granules, 1 à 2 fois par jour.
• *En cas d'hypersalivation lors de nausées violentes,* continues, aggravées par le moindre mouvement :
IPECA 5 CH - 3 granules, 1 à 2 fois par jour.
• *Si la salive est abondante, visqueuse* en particulier lors des inflammations bucco-pharyngées :
MERCURIUS SOLUBILIS 5 CH - 3 granules, 2 à 3 fois par jour.
• *Si l'hypersalivation est particulièrement aggravée la nuit :*
LUESINUM 5 CH - 3 granules, 1 à 2 fois par jour.
• *Si l'hypersalivation s'accompagne de sueurs abondantes* surtout dans les cas de névroses :
PRIONURUS 5 CH - 3 granules, 1 à 2 fois par jour.

- *En cas d'hypersalivation au cours d'une grenouillette* (tuméfaction enkystée liquide d'origine salivaire siégeant à la face inférieure de la langue) :
LACERTA 5 CH - 3 granules, 1 à 2 fois par jour.
- *Si l'hypersalivation accompagne des troubles gastriques* avec hyperacidité ou des migraines associées à des vomissements acides :
IRIS VERSICOLOR 5 CH - 3 granules, 1 à 2 fois par jour.
- *En cas d'hypersalivation intervenant lors d'une inflammation des glandes salivaires,* la position allongée aggravant l'hypersalivation :
TRIFOLIUM REPENS 5 CH - 3 granules, 1 à 2 fois par jour.
- *Si l'hypersalivation intervient lors d'aphtes buccaux* et s'accompagne de salive chaude :
BORAX 5 CH - 3 granules, 1 à 2 fois par jour.
- *En cas d'hypersalivation lors des poussées dentaires :*
CHAMOMILLA 5 CH - 3 granules, 3 à 4 fois par jour.

SCARLATINE

C'est une maladie infectieuse de l'enfance, due au streptocoque hémolytique localisé dans la gorge. Il donne une angine, et produit une toxine responsable de l'éruption cutanée de la scarlatine faite de petits éléments punctiformes si rapprochés que le malade est totalement rouge.

Traitement

Il s'agit d'une maladie qu'on peut soigner par l'homéopathie, à condition d'avoir sélectionné parfaitement le médicament. En face de tout doute, le médecin n'hésitera pas à prescrire l'antibiotique actif.
- la langue framboisée, la température élevée avec une rougeur de la face, des lèvres sèches que le malade écorche jusqu'à les faire saigner :
ARUM TRIPHYLLUM 5 CH - 3 granules, 2 à 3 fois par jour.
- *Si le pharynx est rosé et œdématié* recouvert d'une éruption granuleuse rosée, accompagnée de douleurs piquantes atténuées par les boissons froides, si les muqueuses sont sèches sans que le malade n'ait besoin de boire :
APIS 5 CH - 3 granules, 2 à 3 fois par jour.
- *En cas d'éruption rouge vif,* si la peau est chaude, moite, rayonne la chaleur, si la gorge est très rouge avec des muqueuses sèches, si la déglutition est douloureuse, la température élevée avec parfois du délire et une soif vive :
BELLADONNA 5 CH - 3 granules, 4 à 6 fois par jour

AVERTISSEMENT

La scarlatine est une source de complications cardiaque et rénale, toute suspicion de scarlatine nécessite un avis médical.

- *Si le malade semble avoir une angine blanche* avec une langue flasque et humide, gardant l'empreinte des dents, accompagnée d'hypersalivation :
MERCURIUS SOLUBILIS 5 CH - 3 granules, 2 à 3 fois par jour.
- *Si la scarlatine est grave avec une éruption rouge* foncée et une tendance aux ecchymoses :
LACHESIS 5 CH - 3 granules, 2 à 3 fois par jour.
AILANTHUS 5 CH - 3 granules, 3 fois par jour.
Prenez en outre systématiquement :
STREPTOCOCCINUM 9 CH - 1 dose, 1 fois par jour pendant la durée de la maladie.

SCIATIQUE ET LOMBO-SCIATIQUE

Voir : LUMBAGO.

Il s'agit d'une douleur très vive siégeant le long du nerf sciatique et pouvant prendre son origine au niveau de la colonne lombaire.
La cause en est le plus souvent un "conflit disco-radiculaire", c'est-à-dire une irritation de la racine du nerf sciatique par le disque intervertébral, qu'il y ait ou non hernie discale.

Traitement
- *En cas de douleur sciatique aggravée en position assise* et atténuée en position couchée, accompagnée de la sensation d'avoir des tendons trop courts du côté gauche :
AMMONIUM MURIATICUM 5 CH - 3 granules, 3 à 4 fois par jour.
- *En cas de douleur aggravée par le moindre mouvement* et atténuée lorsqu'on s'appuie fortement sur le côté douloureux :
BRYONIA 5 CH - 3 granules, 3 à 4 fois par jour.
- *En cas de sciatique paralysante accompagnée de la sensation d'avoir des tendons trop courts* et d'une douleur aggravée par temps froid et sec et atténuée par temps chaud et humide :
CAUSTICUM 5 CH - 3 granules, 3 à 4 fois par jour.
- *En cas de douleurs crampoïdes* comportant des périodes de paroxysmes violents, atténuées par la chaleur et lorsque l'on replie les cuisses et les jambes sur l'abdomen; cette douleur provoque une irritabilité :
COLOCYNTHIS 5 CH - 3 granules, 4 à 6 fois par jour.
- *En cas de douleurs crampoïdes aggravées lorsqu'on se penche en avant* et atténuée lorsqu'on se redresse et que l'on se penche en arrière :
DIOSCOREA 5 CH - 3 granules, 4 à 6 fois par jour.

- *En cas de douleur sciatique droite ou gauche* accompagnée d'une sensation d'engourdissement aggravée la nuit et atténuée en position assise, genou fléchi :
GNAPHALLIUM 5 CH - 3 granules, 2 à 3 fois par jour.
- *En cas de douleur linéaire,* lancinante ou déchirante descendant tout le long des membres :
HYPERICUM 5 CH - 3 granules, 3 à 4 fois par jour (très indiqué lors d'un traumatisme du nerf, par exemple lors d'une injection intramusculaire.
- *En cas de symptômes identiques aux précédents* accompagnés de manifestation d'irritabilité :
MAGNESIA PHOSPHORICA 5 CH - 3 granules, 4 à 6 fois par jour.
- *En cas de lumbago avec un engourdissement* et une sensation de douleur des membres inférieurs, douleurs à type de crampes, obligeant la personne à s'asseoir dans son lit pour se retourner. Le lumbago intervient en général chez une personne active et surmenée :
NUX VOMICA 5 CH - 3 granules, 3 à 4 fois par jour.
- *En cas de sciatique paralysante accompagnée de crampes* provoquant une fonte musculaire, un tremblement à l'extrémité du membre, une marche difficile et fatigante :
PLUMBUM 5 CH - 3 granules, 2 à 3 fois par jour.
- *En cas de sciatique rhumatismale,* suite fréquente d'une exposition au froid humide, ou due à un excès de fatigue physique, accompagnée de douleurs qui s'atténuent à la chaleur et à la marche, même si les premiers mouvements sont raides et douloureux :
RHUS TOXICODENDRON 5 CH - 3 granules, 3 à 4 fois par jour.
- *En cas de très vives douleurs paroxystiques de la région lombaire* irradiant à la face postérieure des cuisses :
SCOLOPENDRA 5 CH - 3 granules, 3 à 4 fois par jour.
- *En cas de sciatique souvent à droite* avec une apparition et une disparition soudaine des douleurs, aggravées par le toucher et les secousses :
TELLURIUM 5 CH - 3 granules, 3 à 4 fois par jour.
- *Si la sciatique ou la lombosciatique fait suite à un choc* ou à un effort très brusque, si l'on éprouve une sensation de courbature et de meurtrissure qui s'accompagne d'agitation car on ne trouve pas de bonne position :
ARNICA 5 CH - 3 granules, 3 à 4 fois par jour.
- *Si la douleur, également à type de courbature meurtrie, est aggravée en position couchée* sur la région douloureuse et atténuée par le mouvement sans qu'il y ait eu raideur aux premiers mouvements :
RUTA 5 CH - 3 granules, 3 à 4 fois par jour.

SEBORRHEE

C'est l'augmentation de la sécrétion des glandes sébacées qui peut être sèche, graisseuse ou huileuse.

Elle peut accompagner certaines dermatoses comme en particulier l'eczéma. Elle siège le plus souvent au niveau du cuir chevelu et du visage.

Traitement
- *En cas de sueur grasse de la face* et de démangeaisons du cuir chevelu :
BRANCA URSINA 5 CH - 3 granules, 1 fois par jour au long cours.
- *En cas de séborrhée grasse chez une personne constipée* (se rapporter au chapitre *CONSTIPATION*) :
BRYONIA 5 CH - 3 granules, 1 fois par jour au long cours.
- *En cas de peau sèche,* d'éruption croûteuse et de chute des cheveux chez une personne émettant des gaz intestinaux :
GRAPHITES 5 CH - 3 granules, 1 fois par jour au long cours.
- *En cas de sueurs huileuses plus abondantes à la face et aux mains,* avec de l'acné de la face et une éruption eczémateuse humide (parfois sèche) des bords du cuir chevelu et aux plis de flexion :
NATRUM MURIATICUM 5 CH - 3 granules, 1 fois par jour au long cours.
- *En cas de séborrhée grasse chez une personne flatulente* (émettant des gaz intestinaux), à la peau du corps grasse :
RAPHANUS 5 CH - 3 granules, 1 fois par jour au long cours.
- *En cas de séborrhée accompagnée de pellicules abondantes* et de sueurs du cuir chevelu aggravées la nuit :
SANICULA 5 CH - 3 granules, 1 fois par jour au long cours.
- *En cas de séborrhée grasse accompagnée de sueurs du cuir chevelu* et de chute des cheveux chez une personne fatiguée au visage gras et luisant :
SELENIUM 5 CH - 3 granules, 1 fois par jour.
- *Chez une personne forte dont la peau est grasse et luisante,* sujette aux malformations comme les condylomes (petite tumeur douloureuse au niveau de l'anus ou du périnée) ou les varices :
THUYA 5 CH - 3 granules, 1 fois par jour au long cours.

SEIN

Traitement
Inflammation du sein ou Mastite.
- *Si les seins sont durs et chauds,* provoquant une douleur aggravée par le moindre mouvement et le toucher et atténuée par le port d'un soutien-gorge très serré :
BRYONIA 5 CH - 3 granules, 2 à 3 fois par jour.

AVERTISSEMENT

Toute pathologie du sein, douleur, perception d'une masse anormale imposera bien évidemment un avis médical.

- *Si la peau du sein est rouge et chaude,* que les douleurs battantes sont aggravées par le toucher et les secousses :
BELLADONNA 5 CH - 3 granules, 2 à 3 fois par jour.
- *Si le sein est gonflé et dur, sa peau rouge,* luisante et œdémateuse, que les douleurs piquantes sont atténuées par les applications froides :
APIS 5 CH - 3 granules, 2 à 3 fois par jour.
- *En cas de douleur battante du sein,* le plus souvent gauche, aggravée par le toucher, la chaleur et la toux :
COMOCLADIA 5 CH - 3 granules, 2 à 3 fois par jour.
- *En cas de gonflement des seins* accompagné d'une sensation de plénitude douloureuse, aggravée par la moindre secousse et le toucher, améliorée lorsque les seins sont soutenus :
LAC CANINUM 5 CH - 3 granules, 2 à 3 fois par jour.
- *Si le durcissement du sein s'accompagne de nodosités* provoquant une douleur aggravée par le mouvement et le froid :
PHYTOLACCA 5 CH - 3 granules, 2 à 3 fois par jour.
- *Si l'inflammation du sein provoque un durcissement,* que le sein a tendance à la suppuration, si la douleur ressentie est aggravée par l'air froid et les applications froides et atténuée par la chaleur :
CISTUS 5 CH - 3 granules 2 à 3 fois par jour.

Abcès des seins :
Se rapporter au chapitre *ABCÈS*.

Douleurs des seins avant les régles :
- Le symptôme entre souvent dans le cadre d'un syndrome prémenstruel avec un gonflement abdominal, une irritabilité ou une dépression. Si vous êtes sujette à ce syndrome prenez d'une façon systématique 1 dose au 14ème jour du cycle de :
FOLLICULINUM 30 CH.
- *En cas de sensation de plénitude douloureuse des seins aggravée par le moindre toucher* et les secousses, et atténuée lorsque les seins sont soutenus :
LACCANINUM 5 CH - 3 granules, 1 fois par jour 15 jours avant les règles.
- *En cas de seins douloureux,* surtout le droit, accompagnés d'une douleur de l'ovaire gauche ou inversement :
MUREX 5 CH - 3 granules, 1 fois par jour 15 jours avant les règles.
- *En cas de douleur du sein gauche,* lancinante, irradiant dans le bras et aggravée la nuit :
ASTERIAS RUBENS 5 CH.

MASTITES CHRONIQUES.

La mastite est l'inflammation des glandes mammaires.
* *Prenez systématiquement* en l'absence de processus pathologique important :
FOLLICULINUM 9 CH - 1 ampoule perlinguale les 7ème, 14ème et 21ème jour du cycle menstruel.
* *Si les seins sont sensibles,* gonflés et douloureux, si la femme déprimée, ne peut supporter le contact de sa robe; les règles sont généralement abondantes :
HELONIAS 5 CH - 3 granules le matin.
* *En cas d'excitation anormale* :
ACTAEA RACEMOSA 9 CH
* *Si les seins sont enflés, douloureux avant les règles,* ont une inflammation, une grande sensibilité accompagnée de douleurs vives à la moindre secousse (on observe souvent une alternance de symptômes sein gauche/sein droit) :
LAC CANINUM 5 CH - 3 granules, 1/2 heure avant le déjeuner.
* *Si les seins ont des nodosités dures et douloureuses,* si la douleur irradiant tout le corps est aggravée par le mouvement et par le froid :
PHYTOLACCA 5 CH - 3 granules, 1/2 heure avant le dîner.
Enfin, localement, nous recommanderons au coucher, des applications douces sur les zones engorgées de :
CISTUS CANADENSIS T.M. - 1 c.c
SCROFULARIA NODOSA T.M. - 1 c.c
LANOLINE - 10 grammes
VASELINE - 10 grammes.

SEXUALITE (Trouble de la)

Erection (trouble de l')

L'érection est un phénomène physiologique qui ne sera à traiter qu'en cas de faiblesse marquée ou, au contraire, en cas de fréquences anormales.

Traitement
En cas de faiblesse sexuelle

Faiblesses des érections avec éjaculation prématurée :
Prenez quotidiennement au choix et à raison de 3 granules.
* *En cas de faiblesse sexuelle survenant après des excès antérieurs,* ou pour cause de tabagisme :
CALADIUM 5 CH.
* *En cas d'éjaculation sans érection due aux excitations psychiques :*
SELENIUM 5 CH.

AVERTISSEMENT

Toutes les mastites chroniques doivent être examinées par votre médecin traitant.

NOTES

Faiblesse des érections avec éjaculation tardive, difficile ou insignifiante
Au choix, une fois par jour à raison de 3 granules :
- *En cas de faiblesse après le coït :*
AGARICUS 5 CH.
- *En cas de faiblesse sexuelle chez un homme qui a perdu confiance en lui :*
LYCOPODIUM 7 CH.

Faiblesse sexuelle par trac
- *L'érection cesse dès le début du coït :*
ARGENTUM NITRICUM 9 CH.
- *En cas de trac par anticipation :*
GELSEMIUM 9 CH.
- *En cas d'excitation sexuelle constante* suivie d'impuissance et enfin d'absence de désir :
ONOSMODIUM 7 CH.

Erections fortes et fréquentes (priapisme)
- *En cas de faiblesse mentale entretenue par onanisme*, de désir d'être seul pour se livrer à la masturbation :
RANA BUFO 5 CH.
- *En cas de mauvais effets de l'onanisme et des excès sexuels.* Si les idées sexuelles sont obsédantes :
STAPHYSAGRIA 5 CH.
- *En cas d'excitation génitale intense, d'érections violentes :*
CANTHARIS 5 CH.
- *En cas de priapisme avec des douleurs dans la colonne vertébrale*, des érections violentes, prolongées, avec une douleur dans les testicules et dans la verge :
PICRIC ACIDUM 5 CH.
On prendra quotidiennement 3 granules des 2 premiers médicaments les jours pairs, et 3 granules des 2 autres les jours impairs.

Excitation sexuelle féminine
Traitement
Le médicament sera choisi en fonction du terrain et des symptômes.
- *Si l'excitation sexuelle est accompagnée de rêves érotiques*, surtout chez les jeunes filles et s'il y a une hyperesthésie (sensibilité exagérée) de la vulve et des seins :
ORIGANUM 5 CH.
- *Si le désir sexuel est grand avec une excitation violente des organes*, et des désirs excessifs de coït, si le moindre contact des

parties génitales provoque une excitation violente, avec une amélioration lorsque la personne croise fortement les jambes :
MUREX PURPUREA 5 CH.
• *Si la femme est agitée, hypersensible*, sujette aux spasmes utérins :
CANTHARIS 4 CH.
• *Si les organes génitaux sont hypersensibles,* avec une sensation de pression dans la région génitale, accompagnée de chatouillements voluptueux, de désirs excessifs et constants :
PLATINA 7 CH.
• *En cas d'excitation sexuelle par refoulement ou insatisfaction* quand la femme est triste, maussade et irritable :
STAPHYSAGRIA 7 CH.
Le médicament sera pris quotidiennement, à raison de 3 granules.

Augmentation du désir sexuel

• *Si le désir sexuel est excessif* accompagné souvent de douleurs au niveau de la verge :
CANTHARIS 7 CH - 3 granules, 2 fois par jour.
• *Si l'excitation sexuelle est anormale* :
LILIUM TIGRINUM 9 CH - 3 granules, matin et soir.
• *En cas de désirs violents accompagnés de palpitations qui peuvent aller jusqu'à la syncope* :
MOSCHUS 7 CH - 3 granules, 2 fois par jour.
• *En cas de désirs irrésistibles accompagné du besoin de séduire* :
PHOSPHORUS 9 CH - 3 granules, 2 fois par jour.
• *En cas d'hypersensibilité des organes génitaux* accompagnée de désirs excessifs et constants, mais avec des rapports très douloureux :
PLATINA 7 CH - 3 granules, 2 fois par jour.
• *Chez une personne très préoccupée par les problèmes sexuels,* qui ressent après les rapports une grande faiblesse souvent accompagnée d'un lumbago :
STAPHYSAGRIA 9 CH - 3 granules, 2 fois par jour.
• *En cas d'excitation sexuelle s'accompagnant de rêves érotiques* :
ORIGANUM 7 CH - 3 granules, 2 fois par jour. C'est le médicament de l'obsession sexuelle.

Diminution du désir sexuel

• *En cas d'érections difficiles* avec parfois des éjaculations involontaires :
CONIUM MACULATUM 7 CH - 3 granules, 3 fois par jour.
• *Si l'impuissance est accompagnée d'excitation sexuelle* et de dépression :
CALADIUM 7 CH - 3 granules, matin et soir.

- *En cas de baisse de l'activité sexuelle* chez un sujet qui n'éprouve pas d'envie :
GRAPHITES 7 CH - 3 granules, 2 fois par jour.
- *En cas de perte du désir sexuel* accompagnée d'impuissance et de frigidité :
ONOSMODIUM 7 CH - 3 granules, 2 fois par jour.
- *Si des douleurs au moment des rapports aboutissent à un véritable épuisement* :
PICRICUM ACIDUM 5 CH - 3 granules, 2 fois par jour.
- *Si les érections sont lentes,* si l'homme est de mauvaise humeur et faible après les rapports :
SELENIUM 7 CH - 3 granules, 2 fois par jour.
- *Si la femme ressent peu de désir* à cause d'une sécheresse et à des douleurs du vagin au moment des rapports :
SEPIA 7 CH - 3 granules, matin et soir.

Frigidité

- *En cas d'appréhension des rapports sexuels* :
GELSEMIUM 9 CH - 3 granules, 1 fois par jour.
- *En cas de déception refoulée* depuis les premiers rapports sexuels :
IGNATIA 9 CH - 3 granules, 1 fois par jour.
- *Si la femme est épuisée, triste,* indifférente à tout et à tous, déprimée, recherche la solitude :
SEPIA 9 CH - 3 granules, 1 fois par jour.
- *Si la femme est insatisfaite ou déçue* par surestimation de soi ou sous-estimation des autres :
PLATINA 9 CH - 3 granules, 1 fois par jour.
- *Si la frigidité est due à une insensibilité* ou une hyperesthésie (sensibilité exagérée) au niveau des muqueuses génitales :
KALIUM BROMATUM 9 CH - 3 granules; 1 fois par jour.

SINUSITE

C'est l'inflammation des sinus frontaux ou maxillaires associant en général douleur et écoulement plus ou moins purulent.

Traitement

- *En cas de douleurs des sinus frontaux* intervenant au cours d'un coryza irritant, faisant souvent suite à une exposition au froid humide, accompagnées d'un écoulement nasal abondant aggravé à la chaleur et atténué au grand air :
ALLIUM CEPA 5 CH - 3 granules, 4 à 6 fois par jour.
- *En cas de sinusite maxillaire* provoquant une suppuration d'odeur fétide et de douleurs vives des os de la face, aggravées la nuit et par le froid :

AURUM 5 CH - 3 granules, 3 à 4 fois par jour.
• *En cas de sinusite frontale ou maxillaire* accompagnée de sécrétions filantes plus ou moins jaunâtres, la douleur est aggravée par le froid et atténuée à la chaleur, la toux spasmodique est aggravée la nuit :
CORALLIUM RUBRUM 5 CH - 3 granules, 3 à 4 fois par jour.
• *Si la sinusite frontale ou maxillaire est accompagnée d'une douleur aggravée à la chaleur* et atténuée au grand air, si les sécrétions nasales sont aqueuses dans la sinusite aiguë, jaunes, filantes et adhérentes dans la sinusite chronique :
HYDRASTIS 5 CH - 3 granules, 3 à 4 fois par jour.
• *Si la sinusite frontale provoque une douleur "coup de poing"* atténuée par la chaleur et la pression forte, si la sécrétion d'abord aqueuse devient rapidement jaunâtre avec des croûtes sanglantes :
KALIUM BICHROMICUM 5 CH - 3 granules, 3 à 4 fois par jour.
• *Si la sinusite frontale est accompagnée de coryza* par temps froid et humide provoquant un écoulement abondant, aqueux et irritant. Les yeux sont larmoyants, brûlants et boursouflés. Les symptômes s'améliorent à la chaleur, mais l'état général s'améliore au frais :
KALIUM IODATUM 5 CH - 3 granules, 3 à 4 fois par jour.
• *Si la sinusite frontale provoque une douleur aggravée la nuit* par l'humidité et les températures extrêmes et s'accompagne d'une sensation de pression à la racine du nez. Si l'écoulement est plus ou moins purulent :
CINNABARIS 5 CH - 3 granules, 3 à 4 fois par jour.
• *S'il existe un écoulement purulent jaune verdâtre*, de très mauvaise odeur, associé à une douleur aggravée au toucher et au moindre courant d'air froid :
HEPAR SULFUR 5 CH - 3 granules, 3 à 4 fois par jour (à ne jamais prendre s'il n'y a pas d'écoulement jaune).
• *En cas de sinusite intervenant à la suite d'un coryza*, accompagnée d'un écoulement verdâtre très irritant, d'une douleur des sinus aggravée la nuit. La langue est flasque et humide, recouverte d'un enduit blanc jaunâtre gardant l'empreinte des dents :
MERCURIUS SOLUBILIS 5 CH - 3 granules, 3 à 4 fois par jour.
• *Si la douleur osseuse de la sinusite maxillaire s'aggrave la nuit*, par temps froid et humide et par le toucher et s'atténue nettement par des applications chaudes :
MEZEREUM 5 CH - 3 granules, 3 à 4 fois par jour.

SOMMEIL

Voir : INSOMNIE.

SOMNAMBULISME

C'est un état d'automatisme ambulatoire se produisant pendant le sommeil.

Traitement

- *Chez une personne souffrant de tics, de spasmes* ou de tremblements, en particulier au moment de la puberté, pendant les règles qui sont abondantes ou si l'épisode de somnambulisme intervient après une peur :
ARTEMISIA 9 CH - 3 granules, 1 fois par jour.

- *Chez une personne agitée, sous pression*, bougeant sans cesse les mains et sujette aux terreurs nocturnes :
KALIUM BROMATUM 9 CH - 3 granules, 1 fois par jour.

- *Chez une personne dépressive*, d'humeur chagrine, au sommeil agité et irritée par le moindre bruit :
KALIUM PHOSPHORICUM 9 CH - 3 granules, 1 fois par jour.

- *Chez une personne agitée, maigre et très frileuse*, sujette aux peurs et aux idées fixes; le terrain est fréquemment vermineux :
SILICEA 9 CH - 3 granules, 1 fois par jour.

SOMNOLENCE

C'est l'état d'une personne qui a tendance à sombrer dans un demi-sommeil à des moments particuliers ou au cours de certaines maladies, ou même d'une façon permanente.
La somnolence est un état fréquent chez les personnes qui présentent des troubles digestifs et en particulier hépatiques.

Traitement

En cas de somnolence accusée et constante chez une personne souffrant de problèmes hépatiques, atténuée en marchant au grand air :
LINARIA 5 CH - 3 granules, 1 fois par jour.

- *En cas de somnolence diurne et de sommeil agité la nuit*, accompagnée d'une sensation de douleur frontale et occipitale, d'un engourdissement cérébral chez une personne présentant d'importantes fermentations intestinales, avec une insuffisance hépatique :
INDOL 5 CH - 3 granules, 1 fois par jour.

- *En cas de somnolence après les repas* provoquant des ballonnements chez une personne déprimée et agitée intellectuellement :
NUX MOSCHATA 7 CH ou 9 CH - 3 granules, 1 fois par jour.

AVERTISSEMENT

Un état de somnolence devra donc conduire à consulter afin de déterminer s'il est en relation ou non avec une maladie particulière.

- *En cas de somnolence post-prandiale* (après la digestion) chez une personne active, irritable, faisant des abus de table :
NUX VOMICA 5 CH - 3 granules, 1 fois par jour.
- *Si la somnolence intervient chez une personne à la digestion lente*, déprimée, fatiguée, à l'appétit faible qui ressent une douleur épigastrique (au creux de l'estomac) constante et dont la bouche est sèche :
ILEX PARASUAYENSIS 5 CH.
- *Si la personne ne supporte pas la chaleur*, si son état s'améliore à l'air frais et si elle a besoin de tranquillité :
OPIUM 9 CH - 3 granules, 1 fois par jour.
- *Si la personne est paresseuse surtout le matin au réveil* et dans une chambre chaude, qu'elle se sent faible et lourde et déteste tout exercice physique et mental :
PLANTAGO 9 CH - 3 granules, 1 fois par jour.
- *Si la personne est d'aspect général lourd*, avec une lenteur et un retard du développement physique et intellectuel :
BARYTA CARBONICA 9 CH - 3 granules, 1 fois par jour.
- *Si les perceptions intellectuelles sont lentes*, chez une personne mélancolique, taciturne, dont les symptômes sont aggravés à l'air froid et améliorés à la chaleur :
HELLEBORUS 9 CH - 3 granules, 1 fois par jour.

SPASME DU SANGLOT

C'est une convulsion, conséquence d'un blocage respiratoire, avec la suspension de la conscience. Il survient chez le nourrisson au cours de pleurs spasmodiques ou d'un accès de colère.

Traitement

- *Si l'enfant est très émotif*, que le spasme est provoqué par un fait banal, alors que quelque chose de plus grave n'en provoque pas, l'enfant pousse un soupir profond après la crise :
IGNATIA 9 CH - 3 granules, 1 fois par jour.
- *Si l'enfant est capricieux*, coléreux, de très mauvaise humeur, calmé lorsqu'il est bercé, porté ou promené en voiture :
CHAMOMILLA 9 CH - 3 granules, 1 fois par jour.
- *Si l'enfant est très agité*, agressif, énervé par le bruit et les contrariétés et calmé par la tranquillité, l'obscurité, le silence et la musique douce :
TARENTULA HISPANA 9 CH - 3 granules, 1 fois par jour.

AVERTISSEMENT

C'est un symptôme toujours impressionnant pour l'entourage, jamais grave, qui, s'il se produit souvent, peut traduire une sorte de chantage dans la relation mère-enfant.
L'existence de ce symptôme peut également entrer dans le cadre d'une affection réelle de type épileptique ou tétanique et nécessite un avis médical.

SPASMOPHILIE

C'est une affection caractérisée par une hyperirritabilité neuro-musculaire, généralement latente, mais pouvant se manifester par des malaises, des spasmes, des fourmillements plus ou moins diffus, des crises convulsives.
Elle est observée le plus souvent chez une femme émotive et anxieuse, sur un fond dépressif.

Traitement

- *En cas de crise typique se traduisant par un engourdissement musculaire* douloureux, un fourmillement avec des contractures des extrémités, une difficulté d'élocution, une lenteur des mouvements, un ralentissement psychique, des sensations vertigineuses, en particulier à la vue du mouvement, des nausées et des maux de tête en particulier postérieurs :
COCCULUS 7 CH - 2 ou 3 granules, 1 fois par jour ou tous les 1/4 d'heures en cas de crise.
- *En cas d'hypersensibilité aux émotions,* aux chagrins, aux contrariétés déclenchant des pleurs, une oppression respiratoire, une sensation de boule dans la gorge et de profonds soupirs. La crise est provoquée souvent par un fait banal, un événement grave n'entraînant rien :
IGNATIA 9 CH - 3 granules, 1 fois par jour.
- *En cas d'hypersensibilité aux mauvaises nouvelles,* avec des tremblements et un trac d'anticipation :
GELSEMIUM 9 CH - 3 granules, 1 fois par jour.
- *En cas de tristesse taciturne* s'accompagnant d'anxiété aggravée le soir au crépuscule et d'une grande sensibilité aux peines d'autrui, chez une personne très sensible au froid sec :
CAUSTICUM 9 CH - 3 granules, 1 fois par jour.
Deux médicaments de terrain seront souvent utiles :
- *Lors d'une dépression morale,* provoquant des pleurs aggravés par la consolation, faisant suite à des chagrins prolongés; la personne est souvent jeune, maigrit malgré un bon appétit :
NATRUM MURIATICUM 9 CH - 1 dose, 1 fois par semaine.
- *Lors d'une dépression morale provoquant une grande fatigue,* rendant la personne indifférente à tout, sauf à son état de grande tristessse :
SEPIA 9 CH - 1 dose, 1 fois par semaine.

STOMATITE

C'est l'inflammation de la muqueuse de la bouche.

Traitement
• *Dans le cas d'une stomatite avec des aphtes brûlants* et douloureux sur la langue et la face interne des joues, accompagnée d'une sensation de chaleur dans la bouche :
BORAX 5 CH - 3 granules, 2 à 3 fois par jour.

• *En cas de rougeur de la muqueuse buccale,* d'une hypersalivation et d'une haleine fétide; si la langue est flasque et humide, chargée d'un enduit blanc jaunâtre laissant l'empreinte des dents :
MERCURIUS SOLUBILIS 5 CH - 3 granules, 2 à 3 fois par jour.

• *En cas de rougeur foncée de la muqueuse* associée à de très vives douleurs brûlantes aggravées par les boissons chaudes, si la personne a une tendance aux ulcérations :
MERCURIUS CORROSIVUS 5 CH - 3 granules, 2 à 3 fois par jour.

• *En cas d'inflammation aiguë de la muqueuse buccale* avec une tendance aux ulcérations, associée à une sensation de brûlure sèche et de bouche en feu, si les bords de la langue sont rouges comme à vif, si la personne a très soif, mais une aversion pour les liquides qu'elle ne peut avaler :
CANTHARIS 5 CH - 3 granules, 2 à 3 fois par jour.

SUEURS

Il peut s'agir de sueurs généralisées, localisées, gênantes pour la personne qui en souffre, également parfois pour l'entourage du fait des odeurs plus ou moins désagréables.

Traitement
Malgré tout, certains médicaments reviennent très souvent.
• *En cas de sueurs de la tête et de sueurs fétides des pieds* chez une personne maigre, très frileuse et nerveuse :
SILICEA 7 CH - 3 granules, 1 fois par jour.

• *En cas de sueurs généralisées ou localisées,* malodorantes chez une personne bien en chair, joviale, craignant la chaleur, les sueurs apportant une amélioration générale :
SULFUR 7 CH - 3 granules, 1 fois par jour.

• *En cas de sueurs de la tête très abondantes,* surtout la nuit, en particulier chez le nourrisson et le jeune enfant :
CALCAREA CARBONICA 7 CH - 3 granules, 1 fois par jour.

• *En cas de sueurs très abondantes généralisées* ou localisées chez une personne anxieuse et émotive :
JABORANDI 5 CH - 3 granules, 1 à 2 fois par jour.

AVERTISSEMENT

Le traitement homéopathique des sueurs anormales dans leur abondance et leur odeur, qu'elles soient localisées ou généralisées, imposera l'avis général du médecin homéopathe, car leur résolution ne passera souvent que par le traitement des terrains.

• En cas de sueurs localisées ou généralisées chez une personne ressentant de l'appréhension, provoquant des tremblements :
GELSEMIUM 7 CH - 3 granules, 1 fois par jour.

SURMENAGE

En cas de surmenage physique chez les sportifs :
ARNICA ou RHUS TOXICODENDRON sont bien indiqués.
• Si la fatigue est générale, associée à une sensation de lourdeur et de faiblesse des jambes, de frilosité, si un certain état de dépression avec une paresse et un manque de volonté interviennent après un surmenage très prolongé :
PICRIC ACID 9 CH - 3 granules, 1 fois par jour.

Chez les étudiants surmenés intellectuellement :
• En cas de grande fatigue nerveuse générale accompagnée d'une lenteur intellectuelle, d'une diminution de la mémoire, d'une tristesse découragée; si l'étudiant a une aversion pour l'étude et la conversation, s'il a des maux de tête fréquents :
PHOSPHORIC ACID 9 CH - 3 granules, 1 fois par jour.
• En cas de grande fatigabilité provoquant dépression, anxiété, découragement, une sensation de vide cérébral avec une hypersensibilité au bruit et une irritabilité :
KALIUM PHOSPHORICUM 9 CH - 3 granules, 1 fois par jour.

Chez les hommes d'affaires saturés :
• En cas de dépression morale avec un dégoût du travail, une tristesse découragée, une difficulté pour tout effort cérébral après une période hyperactive et trépidante :
NUX VOMICA 9 CH - 3 granules, 1 fois par jour.
• En cas de dépression physique et psychique accompagnée d'agitation en particulier des mains, améliorée lorsque la personne est occupée physiquement alors que le symptôme est aggravé par tout effort mental :
KALIUM BROMATUM 9 CH - 3 granules, 1 fois par jour.

SYNCOPE

Voir : EVANOUISSEMENT.

TACHYCARDIE
Voir : PALPITATIONS.

TALON (douleurs)
Traitement
- *Si la douleur survient après un choc traumatique sur le talon* :
ARNICA 5 CH - 3 granules, 3 fois par jour.
- *Si vous avez la sensation d'avoir un caillou sous votre talon* :
LYCOPODIUM 5 CH - 3 granules, 3 fois par jour.
- *Si la douleur est plus importante lorsque vous êtes debout* ou en marchant :
CYCLAMEN 5 CH - 3 granules, 3 fois par jour.
- *Si les douleurs du talon et de la plante des pieds de type rhumatismale sont atténuées par le froid humide et par la friction* :
MEDORRHINUM 7 CH - 3 granules, 3 fois par jour.
- *Dans les cas chroniques,* avec une sensation de tendons trop courts :
AMMONIUM MURIATICUM 5 CH - 3 granules, matin et soir.
- *Si vous éprouvez des douleurs au niveau de l'os du talon* avec une sensation de glace :
ARANEA DIADEMA 5 CH - 3 granules, 3 fois par jour.
- *Si la douleur du talon est prédominante à droite* :
CHELIDONIUM 5 CH - 3 granules, 3 fois par jour.
- *Si les douleurs sont atténuées en levant le pied* :
PHYTOLACCA 7 CH - 3 granules, 3 fois par jour.

TENDINITE
C'est l'inflammation d'un tendon.
Traitement
- *Si la douleur est aggravée par le mouvement,* le toucher, la pression et la chaleur; des déformations peuvent apparaître :
GUAIACUM 5 CH - 3 granules, 3 fois par jour.
- *Si les tendons sont contractés et raides,* ce symptôme étant amélioré par des applications humides et chaudes :
CAUSTICUM 5 CH - 3 granules, 3 fois par jour.
- *S'il s'agit d'une tendinite aiguë* avec une sensation de raideur atténuée par le mouvement et aggravée au repos :
RHUS TOXICODENDRON 5 CH - 3 granules, 3 fois par jour.
- *Si ce sont les poignets et les chevilles qui sont atteints* surtout après un effort ou dans les suites d'une entorse :
RUTA GRAVEOLENS 5 CH - 3 granules, 3 fois par jour.

- *Si une enflure est associée à la tendinite :*
HEDEOMA 4 CH - 3 granules, 3 fois par jour.

TERREURS NOCTURNES

Traitement

- *Lorsque l'enfant s'endort avec la lumière,* se réveille dans la nuit en criant et ne reconnaît pas la personne qui rentre dans la chambre :
STRAMONIUM 9 CH - 3 granules à 18 h et à 20 h.
- *Si les terreurs nocturnes sont accompagnées de grincements de dents* et de gémissements pendant le sommeil :
KALIUM BROMATUM 9 CH - 3 granules à 18 h et à 20 h.
- *S'il s'agit d'un sujet vermineux,* très agité, qui grince des dents la nuit :
CINA 9 CH - 3 granules le soir.
- *Si les terreurs nocturnes sont associées à de la jalousie* et à une certaine agressivité vis-à-vis de l'entourage :
HYOSCYAMUS 9 CH - 3 granules le soir

TETANIE

La crise de tétanie correspond à des manifestations cliniques très variées qui sont bien souvent dues à une hypocalcémie (baisse du taux de calcium) transitoire.

Traitement

- *En cas de crampes musculaires,* douloureuses, subites :
CUPRUM METALLICUM 7 CH - 3 granules, 3 fois par jour.
- *En cas de spasmes aggravés au toucher et par les secousses :*
CICUTA VIROSA 5 CH - 3 granules, matin et soir.
- *En cas de spasmes tétaniformes* avec une hyperesthésie (sensibilité exagérée) généralisée, toutes les stimulations étant ressenties avec exagération :
STRYCHNINUM 5 CH - 3 granules, 3 fois par jour.
- *En cas de sensation de "boule à la gorge"* à la suite d'un chagrin ou d'un surmenage nerveux :
IGNATIA 7 CH - 3 granules, 4 fois par jour.
- *Si la crise s'accompagne d'un ralentissement intellectuel,* d'un état nauséeux avec des vertiges, aggravé lors des transports :
COCCULUS INDICUS 5 CH - 3 granules, 3 fois par jour (médicament du surmenage).
- *Lorsque les crises de tétanie se répètent,* chez une personne renfermée, maladroite, qui n'extériorise ses problèmes personnels que sous la forme d'une crise :
NATRUM MURIATICUM 7 CH - 3 granules, 3 fois par jour.

- *En cas de spasmes douloureux* parfois généralisés, les douleurs étant atténuées par la pression, la chaleur et lorsqu'on se plie en deux :
MAGNESIA PHOSPHORICA 5 CH - 3 granules, 3 fois par jour (médicament de terrain).
- *Lorsque les crises se caractérisent par une grande fatigue*, surtout le matin au réveil. Les crises sont généralement plus fréquentes à l'approche des règles (médicament de terrain) :
SEPIA 7 CH - 3 granules, matin et soir

TORTICOLIS

Voir : CERVICALGIE.
Il s'agit d'une contracture douloureuse des muscles du cou.

Traitement
- *Si le torticolis fait suite à un coup de froid,* à une angine, la contracture des muscles de la nuque obligeant à pencher la tête :
LACHNANTES 5 CH - 3 granules, 3 fois par jour.
- *Si le torticolis survient après un refroidissement,* les douleurs étant atténuées au repos et aggravées par le moindre mouvement :
BRYONIA ALBA 5 CH - 3 granules, 3 fois par jour.
- *Si la douleur irradie à l'épaule gauche et à l'omoplate gauche :*
GUAIACUM 5 CH - 3 granules, 3 fois par jour.
- *Si les douleurs sont localisées au niveau de la nuque,* surtout aux premières vertèbres dorsales et sont aggravées par l'humidité :
ACTAEA RACEMOSA 5 CH - 3 granules, 3 fois par jour.
- *Si la raideur de la nuque est améliorée par le mouvement* et par des applications chaudes :
RHUS TOXICODENDRON 5 CH - 3 granules, 3 fois par jour.
- *Si la raideur et les douleurs de la nuque sont associées à une sensibilité exagérée au toucher des vertèbres cervicales :*
AGARICUS 5 CH - 3 granules, 3 fois par jour.
- *Si le torticolis survient dans une atmosphère humide :*
DULCAMARA 5 CH - 3 granules, 3 fois par jour.
- *Si le torticolis survient après un froid sec,* qu'il est plutôt localisé à droite et accompagné de douleurs à type de crampes :
MAGNESIA PHOSPHORICA 5 CH - 3 granules, 3 fois par jour.

TOUX

Traitement
- *Si la toux est sèche,* qu'elle survient après un coup de froid sec et brutal, si elle s'accompagne d'une fièvre élevée :
ACONITUM NAPELLUS 5 CH - 3 granules, plusieurs fois par jour.

NOTES

- *Lorsque la toux sèche survient brutalement,* avec une fièvre à 40° qui fait transpirer :
BELLADONNA 5 CH - 3 granules, 2 à 4 fois par jour.

- *Si la toux aboyante est calmée par des compresses* ou par une atmosphère chaude et humide :
HEPAR SULFUR 7 CH - 3 granules, 3 fois par jour.

- *Si la toux aboyante est accompagnée d'une sensation de brûlure dans la gorge* :
SPONGIA TOSTA 5 CH - 3 granules, 3 fois par jour.

- *Si la toux réveille la nuit,* que le nez est bouché et qu'on a l'impression d'étouffer :
SAMBUCUS NIGRA 5 CH - 3 granules, 3 fois par jour.

- *Lorsque la toux sèche, généralement déclenchée par l'inspiration d'air frais, oblige à mettre un foulard sur le nez afin d'éviter les quintes de toux* :
RUMEX CRISPUS 5 CH - 3 granules, 3 fois par jour.

- *Si la toux sèche provoque le besoin de boire* de grandes quantités d'eau froide :
BRYONIA ALBA 5 CH - 3 granules, 3 ou 4 fois par jour.

- *Si la toux sèche, fatigante, est associée à des douleurs localisées à la racine du nez* :
STICTA PULMONARIA 5 CH - 3 granules, 3 fois par jour.

- *Si la toux sèche intervient surtout la nuit,* lorsque la personne est allongée :
DROSERA 5 CH - 3 granules, 3 à 4 fois par jour.

- *Si la toux suffocante, parfois tétanisante est atténuée en buvant une gorgée d'eau froide* :
CUPRUM METALLICUM 5 CH - 3 granules, 3 fois par jour.

- *Si les quintes de toux sont aggravées la nuit en position couchée,* provoquant souvent un état de cyanose (bleuissement de la peau) :
MEPHITIS PUTORIUS 4 CH - 3 granules, 3 fois par jour.

- *Si la toux est explosive,* la personne étant rouge pendant la crise et épuisée :
CORALLIUM RUBRUM 5 CH - 3 granules, 3 fois par jour.

- *Si la toux est déclenchée par le rire,* la parole, le chant, la course :
STANNUM 5 CH - 3 granules, 3 fois par jour.

- *Si la toux et la respiration sont très bruyantes;* il s'agit le plus souvent d'un tableau asthmatique :
ANTIMONIUM TARTARICUM 5 CH - 3 granules, 3 fois par jour.

- *Si la toux sèche et douloureuse s'accompagne de douleurs brûlantes au niveau de la gorge* et provoque parfois des crachats sanguinolents :
PHOSPHORUS 5 CH - 3 granules, 3 fois par jour.

- Si la quinte est déclenchée par une sensation de chatouillement dans la gorge associée à un état nauséeux, parfois même à des vomissements :
IPECA 5 CH - 3 granules, 3 fois par jour
- Si la toux spasmodique est en relation avec une verminose :
CINA 5 CH - 3 granules, 3 fois par jour.
- Si la toux coqueluchoïde provoque une émission de mucosités sous la forme de longs filaments :
COCCUS CACTI 5 CH - 3 granules, 3 fois par jour.
- Si la toux aggravée en entrant dans une pièce chaude, provoque des mucosités épaisses, non irritantes :
PULSATILLA 7 CH - 3 granules, 3 fois par jour.

TRAC

Voir : ANGOISSE.

Traitement
Trac au moment d'un examen ou dans une circonstance analogue :
- *Si l'examen a lieu dans la matinée :*
GELSEMIUM 9 CH - 1 dose, la veille au soir au coucher :
GELSEMIUM 5 CH - 3 granules, dès le réveil puis toutes les 1/2 heures.
- *Si l'examen a lieu dans l'après midi :*
GELSEMIUM 9 CH - 1 dose, le matin au réveil,
GELSEMIUM 5 CH - 3 granules, à partir de midi puis toutes les 1/2 heures.
Le traitement de fond prescrit par votre médecin homéopathe pourra être renforcé par deux médicaments de lithothérapie déchélatrice :
LEPIDOLITE D 8
TOURMALINE LITHIQUE D8
1 ampoule perlinguale de chaque le soir au coucher.

Trac avec des tremblements :
- Lors d'un examen, si vous avez l'impression d'avoir tout oublié, que vos jambes fléchissent et que vous avez tendance à faire de la diarrhée :
GELSEMIUM 7 CH - 3 granules, 3 ou 4 fois par jour.
- Si la moindre anicroche devient une catastrophe, un obstacle insurmontable, provoquant une sensation de boule à la gorge et des palpitations :
IGNATIA 7 CH - 3 granules, 3 fois par jour.

NOTES

Trac par anticipation avec le plus souvent de la diarrhée :
Si vous avez tendance à vouloir finir ce que vous entreprenez avant même de commencer :
ARGENTUM NITRICUM 7 CH - 3 granules, 3 fois par jour.

TRANSPORTS (Mal des)
Voir : MAL DES TRANSPORTS.

TRANSPIRATION
Voir : SUEURS.

TRAUMATISMES

Traitement
Dans tous les cas il est recommandé de prendre :
ARNICA 5 CH - 3 granules, 6 à 8 fois par fois le premier jour, les prises seront ensuite espacées en fonction de l'amélioration clinique.
Suivant la localisation du traumatisme on associera d'autres traitements.

Entorses
- *Si le traumatisme des ligaments provoque une sensation de brisure,* de meurtrissure, aggravée au repos; le blessé éprouve paradoxalement le besoin de bouger :
RUTA GRAVEOLENS 5 CH - 3 granules, 3 fois par jour.
- *Après une entorse :*
RHUS TOXICONDENDRON 5 CH - 3 granules, 3 fois par jour.

Fractures
Dans tous les cas, on associera :
ARNICA 7 CH et CHINA 7 CH - 3 granules de chaque, 3 ou 4 fois par jour.
On ajoutera suivant le cas :
- *Dans les cas de douleurs du périoste* survenant lors de la guérison :
SYMPHYTUM 4 CH - 3 granules, 3 fois par jour.
- *Pour améliorer la formation du cal osseux :*
CALCAREA PHOSPHORICA 5 CH - 3 granules, 3 fois par jour.

De l'œil
- *En cas d'hémorragie sous-conjonctivale* provoquant des douleurs à type d'éclatement :
HAMAMELIS 4 CH - 3 granules, 3 fois par jour.

- *Si un coup reçu provoque un "œil au beurre noir"* :
LEDUM PALUSTRE 4 CH - 3 granules, 3 fois par jour.
- *En cas de traumatismes du globe oculaire* :
SYMPHYTUM 5 CH - 3 granules, 3 fois par jour.
- *En cas de surmenage oculaire en particulier du fait d'une exposition prolongée à la lumière artificielle* provoquant des douleurs à type de brûlures :
RUTA GRAVEOLENS 5 CH - 3 granules, 3 fois par jour.

Des nerfs
- *Si les douleurs très aiguës, piquantes, suivent le trajet nerveux* :
HYPERICUM PERFORATUM 5 CH - 3 granules, 3 fois par jour (médicaments des blessures par objets pointus).

Des seins
BELLIS PERENNIS 5 CH - 3 granules, 3 fois par jour : systématiquement dans les traumatismes du sein, en association avec ARNICA.
- *Pour éviter les complications* :
CONIUM MACULATUM 7 CH - 3 granules, 3 fois par jour.

Traumatismes craniens
Il faut consulter en urgence un médecin ou se rendre à l'hôpital. Ensuite :
NATRUM SULFURICUM 30 CH - 1 dose.

TREMBLEMENTS

Traitement
- *Si les tremblements surviennent dans un contexte fébrile* ou après une grande émotion :
GELSEMIUM 5 CH - 3 granules, 3 fois par jour.
- *Si les tremblements surviennent après une colère* :
HYOSCIAMUS NIGER 5 CH - 3 granules, 3 fois par jour.
- *Si les tremblements accompagnés d'excitation sont provoqués par anticipation* :
ARGENTUM NITRICUM 7 CH - 3 granules, 3 fois par jour.
- *Si les tremblements ont lieu chez une personne qui présente une lenteur intellectuelle*, une baisse de la mémoire et qui est souvent désorientée :
BARYTA CARBONICA 9 CH - 3 granules, 3 fois par jour.
- *S'il s'agit de tremblements séniles chez une personne lente*, raide et souvent déshydratée :
CAUSTICUM 9 CH - 3 granules, 3 fois par jour.

ULCERE DE L'ESTOMAC

Voir ESTOMAC (Maux d').

URTICAIRE

L'urticaire est une éruption de plaques ou de boutons rouges très prurigineuse, passagère, parfois polycyclique.

Traitement

Dans la poussée aiguë d'urticaire, nous conseillons de prendre l'un des médicaments suivants, à raison de 3 granules toutes les demi-heures, puis d'espacer les prises selon l'évolution.

• *En cas d'œdème rosé, chaud, tendu,* sensible au toucher, amélioré par le froid et aggravé par la chaleur :
APIS MELLIFICA 5 CH.

• *Si les démangeaisons et les brûlures sont intolérables,* aggravées par le froid et le toucher :
URTICA URENS 5 CH.

• *Si les démangeaisons s'accompagnent de douleurs brûlantes,* atténuées par les applications chaudes et aggravées après minuit, entre 1 heure et 3 heures du matin :
ARSENICUM ALBUM 5 CH.

Urticaire d'origine allergique
Voir : ALLERGIE.

Prenez systématiquement :
HISTAMINUM 9 CH - 3 granules, 2 fois par jour.

VACCIN

- En général, à titre préventif, pour éviter les effets secondaires parfois provoqués par les vaccinations :
THUYA 9 CH - 1 dose la veille de la vaccination, une dose le lendemain.

Bécégite

La vaccination BCG provoque parfois certains troubles :

Traitement préventif :

Pour les prévenir, nous utiliserons le schéma suivant :
- Avant la vaccination :
1 dose de V.A.B 7 CH.
- Après la vaccination :
SILICEA 9 CH - 1 dose le lendemain de la vaccination.
DROSERA 7 CH - 1 dose le 7e et le 15e jour après la vaccination.
NATRUM MURIATICUM 7 CH - 1 dose 15 jours après la vaccination.
TUBERCULINUM AVIAIRE 7 CH - 1 dose le 30e jour après la vaccination.
- En cas de ganglions, alternez (un jour l'un, un jour l'autre), à raison de 3 granules matin et soir :
CALCAREA CARBONICA 5 CH.
PULSATILLA 5 CH.

VAGINISME

Le vaginisme est un spasme douloureux du constricteur de la vulve qui empêche le toucher vaginal et les rapports sexuels.

Traitement

- *En cas de spasmes douloureux du vagin chez une femme hypersensible*, émotive et triste :
IGNATIA 5 CH - 3 granules par jour.
- *En cas de spasmes du vagin lors des premiers rapports sexuels* :
STAPHYSAGRIA 5 CH - 3 granules par jour.
- *En cas de spasmes avec une hyperesthésie* (sensibilité exagérée) du vagin :
BERBERIS 5 CH - 3 granules par jour.
- *En cas de vaginisme par sécheresse de la muqueuse du vagin* :
ALUMINA 5 CH - 3 granules par jour.

NOTRE CONSEIL

Les vaccinations à faire pratiquer de façon impérative sont les suivantes :
DT Polio la première année, rappel 1 an après
BCG avant six ans.

NOTES

NOTES

AVERTISSEMENT

Ces affections nécessitent un examen gynécologique complet.

VAGINITE-VULVITE
VULVO-VAGINITE

Voir aussi : LEUCORRHÉES.

Ce sont des inflammations microbiennes, parasitaires, mycologiques ou hormonales des lèvres, de la vulve et du vagin.

Traitement
- *En cas de vulvite provoquant des douleurs aggravées par la miction :*
MERCURIUS SOLUBILIS 5 CH - 3 granules, 3 fois par jour.
- *Si la vulvite ne provoque pas de sécrétions :*
BERBERIS 5 CH - 3 granules, 3 fois par jour.
- *Si la vulvite s'accompagne de sécrétions muco-purulentes et irritantes :*
CUBEBA 5 CH - 3 granules, 3 fois par jour.
COPAIVA TM localement.
- *Si les sécrétions sont irritantes et sanguinolentes :*
KREOSOTUM 9 CH
SABINA 5 CH
3 granules, 3 fois par jour.
- *Chez une fillette plûtot forte qui présente des sécrétions non irritantes :*
CALCAREA CARBONICA 5 CH - 3 granules, 3 fois par jour.
- *Chez une fillette plutôt timide qui présente des sécrétions non irritantes :*
PULSATILLA 5 CH - 3 granules, 3 fois par jour.

VARICES

L'homéopathie ne peut faire disparaître, ni même atténuer le volume des veines cutanées. Elle est utile pour soulager les douleurs, ralentir l'évolution vers l'eczéma variqueux, l'ulcère variqueux ou les paraphlébites.

Traitement
Parmi les nombreux médicaments qui ont une action sur ces phénomènes nous citerons :
- *Chez une personne sensible au froid,* présentant une congestion veineuse aggravée par le temps chaud et lourd, améliorée par des douches froides sur les jambes :
CALCAREA FLUORICA 15 CH - 3 granules le matin, les jours pairs.
- *En cas de dilatation et d'inflammation des veines,* surtout au niveau de la jambe gauche, de douleurs intolérables provoquant une

NOTES

sensation de brisure profonde, améliorées lorsque le membre est en position surélevée :
VIPERA 5 CH - 3 granules le matin, les jours impairs.
• *Chez une femme âgée,* souffrant de varices et d' hémorroïdes :
AESCULUS HIPPOCASTANUM 5 CH - 3 granules le soir, les jours pairs.
Enfin, nous recommandons l'utilisation matin, midi et soir, de 20 gouttes d'HOMEODOSE 20 dans un peu d'eau.

VARICOSITES

C'est la présence, au niveau cutané surtout des membres inférieurs, de petits vaisseaux sanguins dilatés, qui s'étendent telles les arborescences d'un arbre.

Traitement
• *En cas de petites varices* et de varicosités bleuâtres et violacées, d'ecchymoses faciles :
HAMAMELIS 5 CH - 3 granules, matin et soir.
Nous ajouterons matin et soir 30 gouttes de :
PULSATILLA 5 CH,
CALCAREA FLUORICA 5 CH,
VIPERA 5 CH.
Enfin, pour renforcer les parois veineuses prenez tous les 2 soirs au coucher 1 ampoule :
VEINE 4 CH,
VAISSEAUX LYMPHATIQUES 4 CH,
TISSU CAPILLAIRE 4 CH.

VARICELLE

C'est une maladie virale, bénigne mais très contagieuse. Elle est immunisante c'est-à-dire qu'on ne peut pas en être atteint deux fois. Pendant 14 jours, la maladie est silencieuse. Ensuite apparaît une éruption caractéristique : une petite tache rouge qui se remplit d'un liquide clair puis se déssèche, se recouvre d'une petite croûte brune qui tombe vers le 7ème jour.

Traitement
Sur le plan homéopathique, trois médicaments peuvent aider à accélérer la guérison et la cicatrisation des vésicules.
• *En cas de peau rouge,* enflée, avec des éruptions de vésicules qui démangent, remplies d'un liquide bleuâtre, brûlantes :
RHUS TOXICODENDRON 5 CH - 3 granules, 3 fois par jour.
• *Si la vésicule est grosse :*
CANTHARIS 5 CH - 3 granules, 3 fois par jour.

AVERTISSEMENT

Il faut consulter un médecin. L'enfant ne fréquentera pas l'école et gardera la chambre.

NOTES

- En cas de surinfection provoquant des éruptions vésiculaires purulentes, prurigineuses avec des croûtes blanchâtres épaisses, sous lesquelles du pus jaunâtre est collecté :
MEZEREUM 5 CH - 3 granules, 3 fois par jour.
- Pour éviter la persistance de cicatrices :
ANTIMONIUM TARTARICUM 5 CH - 3 granules, 3 fois par jour
- En fin de maladie :
SULFUR 9 CH ou SULFUR IODATUM 9 CH - 1 dose.

VENTRE (Maux de)

Traitement

En attendant le médecin, certains médicaments peuvent vous soulager :
- Si vos douleurs interviennent après une exposition à un coup de froid sec :
ACONIT 5 CH - 3 granules, toutes les heures.
- Si vos douleurs intermittentes, provoquent des spasmes ou des crampes :
CINA 5 CH - 3 granules, toutes les 2 heures.
- A remplacer dès l'apparition de diarrhées par :
CUPRUM 5 CH - 3 granules, 3 fois par jour.
- S'il s'agit d'une douleur à type de colique qui s'accompagne de fièvre :
BELLADONNA 5 CH - 3 granules, 4 fois par jour.
- Si les douleurs aiguës vous obligent à vous plier en deux :
COLOCYNTHIS 5 CH - 3 granules toutes les heures.
- Si les douleurs aiguës vous obligent à vous étirer en arrière :
DIOSCOREA 5 CH - 3 granules toutes les heures

VERRUES

Ce sont des épaississements de peau, de localisations diverses, et dont l'origine est très discutée (virale, carence en oligo-éléments, etc...).

Traitement

Localement, mettez sur la ou les verrues, à raison de 2 à 3 gouttes matin et soir pendant au moins 6 semaines :
THUYA OCCIDENTALIS T.M.
Par voie générale, prenez matin et soir dans un peu d'eau, 20 gouttes d'HOMEODOSE 28.
- En cas de verrues douloureuses, cornées et dures, quelle que soit leur localisation :
ANTIMONIUM CRUDUM 5 CH - 3 granules, 3 fois par jour.

AVERTISSEMENT

L'apparition d'une douleur abdominale violente ou persistante nécessite l'avis immédiat d'un médecin. Cela peut-être le signal d'une affection relevant de l'intervention chirurgicale d'urgence ou d'une maladie nécessitant un traitement allopathique.

- *En cas de verrues larges, crénelées et pédiculées* (quand la verrue repose sur un petit pied), suintant et saignant facilement, parfois localisées au bord des ongles :
CAUSTICUM 5 CH - 3 granules, 3 fois par jour.
- *En cas de verrues larges, grosses et lisses,* localisées sur la figure et sur la face dorsale des mains :
DULCAMARA 5 CH - 3 granules, 3 fois par jour.
- *En cas de verrues larges, dentelées, humides* et suintantes, localisées sur le dos des mains, saignant au lavage et provoquant des douleurs aiguës et piquantes :
NITRIC ACIDUM 5 CH - 3 granules, 3 fois par jour.
- *En cas de verrues brûlantes qui démangent,* en choux-fleurs, humides et saignant facilement :
THUYA 5 CH - 3 granules, 3 fois par jour.
- *En cas de verrues, localisées dans les régions anales et génitales,* avec des démangeaisons intenses et brûlantes :
SABINA 5 CH - 3 granules, 3 fois par jour.

VERS-VERMINOSE

Traitement

Le traitement homéopathique est nécessaire pour supprimer les troubles réflexes, pour modifier le terrain favorisant l'accumulation des vers.
- *En cas de prurit anal chez un enfant grognon,* au sommeil agité, qui grince des dents :
CINA 5 CH - 3 granules, matin et soir.
- *En cas de démangeaisons anales,* surtout le soir dans le lit, avec une agitation nerveuse, une insomnie et des chatouillements dans l'anus après chaque selle :
TEUCRIUM MARUM VERUM 5 CH - 3 granules, matin et soir.
- *Chez des enfants plutôt indolents* et un peu forts, répétez des doses de :
CALCAREA CARBONICA 9 CH - 1 dose par semaine. (à donner systématiquement le jour de la pleine lune),
SULFUR 9 CH - 1 dose par semaine.
- *Chez les enfants frileux et qui manquent d'appétit :*
SILICEA 9 CH - 1 dose par semaine. (à donner systématiquement le jour de la nouvelle lune)
- *Chez les enfants amaigris et taciturnes :*
LYCOPODIUM 9 CH - 1 dose, 1 fois par semaine.

AVERTISSEMENT

Le traitement allopathique est obligatoire pour détruire les vers intestinaux.

NOTES

VERTIGES

Le vertige est une sensation erronée de déplacement des objets par rapport au sujet, ou plus rarement du sujet par rapport aux objets. Cette sensation subjective de déplacement peut se faire dans les différents plans de l'espace mais, en général, il s'agit d'une sensation de rotation. Le vertige s'accompagne de troubles neuro-végétatifs : pâleurs, nausées et vomissements, troubles de l'équilibre plus ou moins accentués.
Les causes des vertiges sont diverses, et doivent toujours entraîner une visite chez le médecin traitant.

Traitement

A côté du traitement allopathique éventuel, l'homéopathie apportera un soulagement considérable, en fonction des modalités du vertige.

• *En cas de vertige accompagné de pâleur et de sueurs froides,* allant jusqu'à la perte de connaissance, aggravé en se levant ou en regardant vers le haut, amélioré par le grand air et par les vomissements :
TABACUM 5 CH - 3 granules, le matin.

• *En cas de vertiges et de défaillances aggravés par la perte de liquides organiques et par le mouvement* :
CHINA 5 CH - 3 granules, le matin.

• *En cas de vertige en position couchée,* en se retournant dans le lit, en cherchant à se lever ou en tournant la tête du côté gauche :
CONIUM MACULATUM 5 CH - 3 granules, le matin

• *En cas de vertiges le matin en se levant* ou en se levant d'une chaise, avec la sensation que la tête tourne dans un cercle :
BRYONIA 5 CH - 3 granules, le. matin.

• *En cas de vertiges, d'impatiences, aggravés par le bruit,* une vive lumière, ou des odeurs fortes :
NUX VOMICA 5 CH - 3 granules, le matin.

• *En cas de vertiges, chez une personne hypertendue,* au moment de se mettre debout ou de s'asseoir dans un lit, avec une congestion intense de la tête et des battements violents dans les artères du crâne et du cou :
GLONOINE 5 CH - 3 granules, le matin.

• *En cas de vertiges chez une vieille personne,* avec des troubles de l'intelligence, une confusion mentale :
BARYTA CARBONICA 5 CH - 3 granules, le matin.

• *En cas de vertiges chroniques des personnes âgées :*
ARSENICUM IODATUM 5 CH - 3 granules, le matin.

• *En cas de vertige dès que la personne se penche en avant :*
BORAX 5 CH - 3 granules, le matin.

VESICULE BILIAIRE

Cholécystite

Il s'agit d'une inflammation douloureuse de la vésicule biliaire, avec ou sans lithiase (calculs) associée.

Traitement
- *En cas de forte douleur irradiant au creux de l'estomac* et dans le bas du dos, que les mouvements et la pression aggravent :
BERBERIS 5 CH - 3 granules, 2 à 3 fois par jour.
- *Quand la douleur est aggravée par le mouvement* et atténuée par une pression ferme prolongée :
BRYONIA 5 CH - 3 granules, 2 à 3 fois par jour.
- *En cas de douleur crampoïde, déchirante,* qui s'atténue à la chaleur et lorsqu'on se plie en deux :
COLOCYNTHIS 5 CH - 3 granules, 2 à 3 fois par jour.
- *En cas de douleur vésiculaire irradiant à l'épaule droite* et à la pointe de l'omoplate (douleur en bretelle) :
CHELIDONIUM 5 CH - 3 granules, 2 à 3 fois par jour.
- *En cas de douleur vésiculaire qui irradie à tout le ventre,* brûle et s'aggrave au moindre contact :
BELLADONNA 5 CH - 3 granules, 2 à 3 fois par jour.
- *Quand la crise s'accompagne de vomissements* et parfois de diarrhées :
RICINUS 5 CH - 3 granules, 2 à 3 fois par jour.
- *En cas de forte douleur à droite de l'abdomen,* avec une impossibilité de se coucher sur le côté droit, accompagnée de fièvre, de sueurs, de soif malgré une salivation exagérée :
MERCURIUS SOLUBILIS 5 CH - 3 granules, 2 à 3 fois par jour.

Colique Hépatique

C'est une douleur de la région abdominale supérieure droite dûe à la contraction de la vésicule biliaire ou des voies biliaires (canal cystique ou cholédoque) sur un calcul.

Traitement
- *En cas de douleurs violentes apparaissant et disparaissant brusquement,* aggravées par les secousses, l'abdomen étant alors tendu et chaud :
BELLADONNA 5 CH - 3 granules, plusieurs fois par jour.
- *En cas de douleurs piquantes, aiguës, irradiant au creux de l'estomac* et dans le bas du dos, que les mouvements aggravent :
BERBERIS 5 CH - 3 granules, 2 à 3 fois par jour.
- *En cas de douleurs piquantes, aggravées par le moindre mouvement* et atténuées par la pression forte et quand la personne est

NOTES

couchée sur le côté droit, dans l'immobilité absolue :
BRYONIA 5 CH - 3 granules, 2 à 3 fois par jour.

• *En cas de douleur irradiée à l'angle inférieur de l'omoplate droite* ou en cas de douleur de cordon serré autour de l'abdomen ou de douleur en bretelle sur l'épaule droite :
CHELIDONIUM 5 CH - 3 granules, 2 à 3 fois par jour.

• *En cas de douleur aggravée par le moindre effleurement*, atténuée par la pression forte, et s'accompagnant d'un ballonnement que l'émission de gaz ne calme pas :
CHINA 5 CH - 3 granules, 2 à 3 fois par jour.

• *En cas de douleur nettement atténuée par la chaleur*, par la pression et quand la personne est pliée en deux, ou quand la crise survient après une colère :
COLOCYNTHIS 5 CH - 3 granules, 2 à 3 fois par jour.

• *En cas de douleur crampoïde atténuée quand le patient se redresse ou se penche en arrière* :
DIOSCOREA VILLOSA 5 CH - 3 granules, plusieurs fois par jour.

• *En cas de douleur crampoïde chez une personne active et coléreuse*, s'accompagnant d'une sensibilité de la paroi abdominale, d'une langue chargée à la suite d'abus alimentaires :
NUX VOMICA 5 CH - 3 granules, plusieurs fois par jour.

• *En cas de sensation de plénitude douloureuse* à droite de l'abdomen, atténuée par la friction et quand la personne est couchée sur le ventre, une diarrhée épuisante accompagnant cette douleur :
PODOPHYLLUM 5 CH - 3 granules, plusieurs fois par jour.

• *En cas de douleur en barre au creux de l'estomac* accompagnée de vomissement :
RICINUS 5 CH - 3 granules, plusieurs fois par jour.

• *Si la douleur paraît intolérable*, s'accompagne d'agitation et de mauvaise humeur, et s'atténue sous l'effet de vibrations mécaniques (en voiture par exemple) :
CHAMOMILLA 5 CH - 3 granules, plusieurs fois par jour.

Lithiase biliaire

Il s'agit de calculs situés dans les voies biliaires. Ils provoquent des douleurs, des troubles digestifs et parfois un foyer infectieux au niveau des voies biliaires.

Traitement
Contre la douleur :

• *Si la température dépasse 39°*, si la crise est douloureuse, survient brutalement et disparaît aussi brutalement :
BELLADONNA 5 CH - 3 granules, 3 à 6 fois par jour.

AVERTISSEMENT

Dans tous les cas, il est nécessaire de consulter son médecin.

190

NOTES

- *Si les douleurs à type de crampes sont atténuées lorsque la personne est pliée en deux,* ou appuie fortement sur la région douloureuse :
COLOCYNTHIS 5 CH - 3 granules, 3 à 6 fois par jour.
- *Lorsque la douleur est progressive* et est aggravée par le moindre mouvement :
BRYONIA 5 CH - 3 granules, 3 fois par jour.
- *Lorsque les douleurs à type de crampes reviennent à intervalles réguliers* et sont atténuées en se penchant en arrière :
DIOSCOREA 5 CH - 3 granules, 3 à 4 fois par jour.
- *Lorsque les douleurs sont très vives et provoquent de l'irritation* :
CHAMOMILLA 5 CH - 3 granules, 3 à 6 fois par jour.

Pour drainer :
- *En cas de diarrhée abondante* et indolore, présentant comme des grains de riz dans les selles :
RICINUS 4 CH - 3 granules, matin et soir.
- *En cas de diarrhée jaunâtre,* d'état nauséeux, de salive très épaisse :
BERBERIS 4 CH - 3 granules, 2 fois par jour.
- *En cas de douleurs au niveau du foie irradiant à l'omoplate droite,* de langue jaune :
CHELIDONIUM MAJUS 4 CH - 3 granules, 2 fois par jour.
- *En cas de tendance à la constipation,* de langue jaune, de bouche sèche :
HYDRASTIS 4 CH - 3 granules, 2 fois par jour.
- *En cas de douleurs au niveau du foie irradiant vers l'omoplate gauche,* d'urines foncées, de selles plutôt noires et de mauvaise odeur :
LEPTANDRA 4 CH - 3 granules, 2 fois par jour.
- *En cas de diarrhée tôt le matin,* avec des douleurs au niveau du foie, des selles jaunes et souvent des céphalées :
PODOPHYLLUM 4 CH - 3 granules, 2 fois par jour.
- *En cas de goût amer,* de nausées avec souvent des migraines et de la constipation :
CARDUUS MARIANUS 4 CH - 3 granules, 2 fois par jour.
- *En cas de langue en "carte de géographie",* de goût amer dans la bouche et souvent de céphalées :
TARAXACUM 4 CH - 3 granules, 2 fois par jour.
- *En cas d'urines foncées,* de goût amer, de langue chargée, de constipation avec des selles décolorées :
SOLIDAGO 4 CH - 3 granules, 2 fois par jour.
Ces différents draineurs peuvent s'associer par deux ou par trois.

NOTES

AVERTISSEMENT

Il est nécessaire de consulter son médecin. En effet, les vomissements peuvent être les premiers signes d'une intoxication alimentaire, d'une affection abdominale aiguë relevant d'une intervention chirurgicale.

VOMISSEMENTS

Traitement

Nous conseillerons en attendant la consultation et dans les cas que nous indiquons, de prendre 3 à 4 fois par jour, 3 granules de l'un des médicaments suivants :

- *Après un repas trop copieux :*
ANTIMONIUM CRUDUM 5 CH.

- *En cas de vomissements brusques et violents,* accompagnés d'une diarrhée nauséabonde, survenant souvent après l'ingestion de viande peu fraîche :
ARSENICUM ALBUM 5 CH.

- *En cas de vomissements de bile ou d'eau, après les repas :*
BRYONIA 5 CH.

- *Après l'ingestion de fruits verts :*
CHINA 5 CH.

- *En cas de nausées constantes,* de diarrhées verdâtres, avec la langue propre, les vomissements ne soulageant pas :
IPECA 5 CH.

- *Si les vomissements, intervenant après des abus alimentaires, soulagent :*
NUX VOMICA 5 CH.

- *Après avoir absorbé des aliments gras,* des pâtisseries ou de la crème fraîche :
PULSATILLA 5 CH.

- *En cas de vomissements du nourrisson par intolérance au lait :*
AETHUSA CYNAPIUM 5 CH.

- *En cas de vomissements chez les enfants lors des poussées dentaires,* les enfants étant grognons, agités, coléreux :
CHAMOMILLA 5 CH.

- *En cas de nausées accompagnées de vomissements et de diarrhées :*
VERATRUM ALBUM 5 CH.

- *Dans les vomissements incœrcibles de la grossesse :*
SYMPHORICARPUS 3 CH - 10 gouttes dans un peu d'eau.

ZONA

Cette affection est caractérisée par une éruption unilatérale de vésicules, disposées par groupes, sur le trajet des nerfs, accompagnée de douleurs plus ou moins intenses.
Le zona externe est une maladie infectieuse due à un virus.

Traitement
- *Au tout-début de la maladie,* prenez 1 dose de :
VACCINOTOXINUM 9 CH, suivie le lendemain d'1 dose de :
STAPHYLOCOCCINUM 9 CH.
Au moment de l'éruption accompagnée de douleurs :
- *En cas de douleurs brûlantes,* atténuées par la chaleur accompagnée par une agitation anxieuse aggravée entre 1 h et 3 h :
ARSENICUM ALBUM 5 CH - 3 granules, 2 à 3 fois par jour.
- *Si les vésicules reposent sur une base rouge* et provoquent des démangeaisons atténuées par la chaleur :
RHUS TOXICODENDRON 5 CH - 3 granules, 2 à 3 fois par jour.
- *En cas de vésicules bleuâtres,* de démangeaisons intenses aggravées par le toucher et le contact du vêtement. Si les localisations sont plus fréquentes au thorax et autour des yeux :
RANUNCULUS BULBOSUS - 3 granules, 2 à 3 fois par jour.
- *En cas de vésicules présentant des croûtes blanchâtres* et souvent suppurées, de fortes démangeaisons, de douleurs brûlantes très violentes aggravées par la chaleur du lit et la nuit :
MEZEREUM 5 CH - 3 granules, 2 à 3 fois par jour.
- *En cas de toutes petites vésicules ramassées en groupes,* accompagnées de fortes démangeaisons :
ANAGALLIS 5 CH - 3 granules, 2 à 3 fois par jour.
- *Dans le zona du nerf optique* qui entraîne souvent des douleurs intolérables :
RANUNCULUS BULBOSUS 5 CH - cf. plus haut,
MEZEREUM 5 CH - cf. plus haut.
- *Si les douleurs sont aggravées au toucher* et par les secousses avec une sensation d'éclatement et de projection de l'œil en avant :
PRUNUS SPINOSA 5 CH - 3 granules, 2 à 3 fois par jour.
- *En cas d'extrême sensibilité locale* au toucher atténuée par une friction légère, et d'irritation oculaire :
CROTON TIGLIUM 5 CH - 3 granules, 2 à 3 fois par jour.
- *Dans les douleurs suivant le zona très tenaces,* parfois très douloureuses.
- *En cas de douleur lancinante et déclinante* tout le long du trajet nerveux :
HYPERICUM 9 CH - 3 granules, 2 à 3 fois par jour.

NOTES

- *En cas de douleurs fulgurantes,* de sensation d'engourdissement, aggravées par le mouvement et atténuées en mangeant :
KALMIA LATIFOLIA 5 CH - 3 granules, 2 à 3 fois par jour.
- *En cas de douleurs très violentes, aggravées par le toucher,* le froid humide et les lavages, la nuit par la chaleur du lit :
MEZEREUM 5 CH - 3 granules, 2 à 3 fois par jour.
- *En cas de douleurs brûlantes atténuées par les applications chaudes :*
ARSENICUM ALBUM 5 CH - 3 granules, 2 à 3 fois par jour.
- *Dans les douleurs post-zostériennes* du zona ophtalmique :
PRUNUS SPINOSA 5 CH - 3 granules, 2 à 3 fois par jour.
- *En cas de douleurs névralgiques,* surtout après zona intercostal, provoquant un épuisement physique et mental :
ZINCUM PHOSPHORICUM 5 CH - 3 granules, 2 à 3 fois par jour.

LES QUINZE PRINCIPAUX MEDICAMENTS ET LEURS INDICATIONS

ACONIT
Origine :
plante de la famille des renonculacées.
Principales indications :
états fébriles, aigüs, provoqués par un coup de froid sec; état grippal, maux de gorge, pharyngite; hypertension artérielle; névralgies faciales consécutives à un coup de froid; arrêt des règles après un coup de froid.

APIS
Origine :
abeille.
Principales indications :
piqûre d'insecte, coup de soleil, urticaire, abcès; conjonctivite, maux de gorge; œdèmes.

ARNICA
Origine :
plante de la famille des composées.
Principales indications :
traumatismes physiques, contusions, ecchymoses; enrouement; fièvre avec courbatures; traumatismes psychiques.

ARSENICUM ALBUM
Origine :
anhydride arsenieux.
Principales indications :
gastro-entérites, intoxications alimentaires; asthme, coryza; eczéma sec, urticaire, psoriasis, zona.

BELLADONNA
Origine :
plante de la famille des solacanées.
Principales indications :
maux de gorge, état grippal, rhinopharyngite, fièvre éruptive, bouffées de chaleur de la ménopause; abcès, furoncles, panaris; gastrites, coliques; quintes de toux; fortes fièvres infantiles.

BRYONIA
Origine :
plante de la famille des cucurbitacées.
Principales indications :
rhumatismes, arthrose, synovite; états fébriles, trachéite, toux sèche; constipation opiniâtre.

CHAMOMILLA
Origine :
camomille, plante de la famille des composées.
Principales indications :
toutes les douleurs : rhumatismes, coliques, otalgies, migraines, cystalgie, maux d'estomac; douleurs dentaires du nourrisson; nervosité des enfants et des adultes.

CHINA
Origine :
écorce du quinquina, plante de la famille des rubiacées.
Principales indications :
hémorragies; saignements de nez, règles abondantes; convalescence après les états fébriles; ballonnements intestinaux, douleurs hépatiques.

CINA
Origine :
plante de la famille des composées.
Principales indications :
traitement des troubles dus à la présence de vers; toux spasmodique; incontinence d'urine.

IGNATIA
Origine :
plante de la famille des loganiacées.
Principales indications :
manifestations spasmodiques : toux, hoquet; palpitations cardiaques; migraines, mal des transports; diarrhées d'origine émotive, constipation des voyageurs; dépression d'origine émotionnelle : peur, chagrin, contrariété, trac...

GELSEMIUM
Origine :
plante de la famille des loganiaciées.
Principales indications :
états fébriles, grippaux; affaiblissement des paupières, des mains, des jambes;

trac, céphalées, migraines congestives.

MERCURIUS SOLUBILIS
Origine :
chimique : l'azotate de mercure et d'ammonium.
Principales indications :
aphtes, stomatites, maux de gorge, oreillons, colites chroniques, néphrites, cystites, vaginites.

NUX VOMICA
Origine :
noix vomique, semence d'un arbre de la famille des loganiacées, qui contient de la strychnine et de la brucine.
Principales indications :
gastrite, indigestion, constipation, hémorroïdes, céphalées, insomnies, dues à des abus de table et de boissons alcoolisées; hypertension artérielle.

PULSATILLA
Origine :
plante de la famille des renonculacées.
Principales indications :
crevasses, orgelets, varices; aménorrhées, dysménorrhées; diarrhées, embarras gastrique, flatulence; coryza, rhinopharyngites.

RHUS TOXICODENDRON
Origine :
arbuste de la famille des anarcardicées.
Principales indications :
urticaire, eczéma, herpès, varicelle, zona; rhumatisme, arthrose, entorse; état grippal.

CARNET DE SANTÉ

TRAITEMENT

NOM   PRENOM

DATE

TROUBLES OBSERVÉS

MÉDICAMENTS HOMÉOPATHIQUES

	Matin	Midi	Soir	Coucher
Lundi				
Mardi				
Mercredi				
Jeudi				
Vendredi				
Samedi				
Dimanche				

CARNET DE SANTÉ

TRAITEMENT

NOM PRENOM

DATE

TROUBLES OBSERVÉS

MÉDICAMENTS HOMÉOPATHIQUES

	Matin	Midi	Soir	Coucher
Lundi				
Mardi				
Mercredi				
Jeudi				
Vendredi				
Samedi				
Dimanche				

CARNET DE SANTÉ

TRAITEMENT

NOM PRENOM

DATE

TROUBLES OBSERVÉS

MÉDICAMENTS HOMÉOPATHIQUES

	Matin	Midi	Soir	Coucher
Lundi				
Mardi				
Mercredi				
Jeudi				
Vendredi				
Samedi				
Dimanche				

CARNET DE SANTÉ

TRAITEMENT

NOM _____ PRENOM _____

DATE _____

TROUBLES OBSERVÉS _____

_____

_____

_____

MÉDICAMENTS HOMÉOPATHIQUES

	Matin	Midi	Soir	Coucher
Lundi				
Mardi				
Mercredi				
Jeudi				
Vendredi				
Samedi				
Dimanche				

CARNET DE SANTÉ

TRAITEMENT

NOM   PRENOM

DATE

TROUBLES OBSERVÉS

MÉDICAMENTS HOMÉOPATHIQUES

	Matin	Midi	Soir	Coucher
Lundi				
Mardi				
Mercredi				
Jeudi				
Vendredi				
Samedi				
Dimanche				

CARNET DE SANTÉ

TRAITEMENT

NOM

PRENOM

DATE

TROUBLES OBSERVÉS

MÉDICAMENTS HOMÉOPATHIQUES

	Matin	Midi	Soir	Coucher
Lundi				
Mardi				
Mercredi				
Jeudi				
Vendredi				
Samedi				
Dimanche				

VOTRE PHARMACIE PERSONNELLE

Les médicaments que nous proposons ici sont ceux qu'il est utile d'avoir chez soi pour soigner les maux quotidiens, les maladies bénignes ou qui soulageront avant de consulter son médecin. Vous la compléterez en fonction des particularités de chacun des membres de votre famille.
Ils sont à prendre sous forme de tubes granules.

Aconitus Napellus 9 CH
Actea Racemosa 5 CH
Aesculus 4 CH
Aloe 4 CH
Antimonium Tartaricum 4 CH
Apis Mellifica 9 CH
Arnica 4 CH
Arsenicum Album 4 CH
Arum Triphyllum 4 CH
Belladonna 4 CH
Bromum 4 CH
Bryonia 4 CH
Cantharis 4 CH
Capsicum 4 CH
Chamomilla 5 CH
China 4 CH
Cocculus
Colocynthis 7 CH
Cuprum Metallicum 5 CH
Drosera 4 CH
Dulcamara 4 CH
Ferrum Phosphoricum 4 CH
Gelsemium 4 CH
Graphites 4 CH
Hamamelis 4 CH
Hepar Sulfur 5 CH
Hydrastis 4 CH
Ignatia 9 CH
Ipeca 4 CH
Kalium Bichromicum 4 CH
Lachesis 4 CH
Ledum Palustre 4 CH
Lycopodium 9 CH
Magnesia Phosphorica 5 CH

Mercurius Cyanatus 4 CH
Mercurius Solubilis 4 CH
Mezereum 4 CH
Natrum Muriaticum 9 CH
Natrum Sulfuricum 9 CH
Nux Vomica 5 CH
Phytolacca 4 CH
Podophyllum Peltatum 4 CH
Pulsatilla 4 CH
Pyrogenium 5 CH
Rhus Toxicodendron 15 CH
Rumex 4 CH
Sepia 9 CH
Silicea 9 CH
Spongia 4 CH
Staphysagria 9 CH
Sticta Pulmonaria
Sulfur 9 CH
Thuya 9 CH
Tuberculinum 9 CH
Veratrum Album 4 CH.

INDEX DES MALADIES

A

Abcès : 5
Accouchement : 16
Acétone (crise d') : 17
Acide urique voir Goutte (crise de) : 99
Acné juvénile : 18
Adhérences voir Opérations chirurgicales : 136
Aérophagie : 19
Agitation : 20
Agoraphobie : 21
Alcoolisme : 21
Allaitement : 22
Allergie : 23
Alopécie voir Cheveux (chute des) : 56
Altitude : 24
Amaigrissement : 25
Anémie : 26
Angine : 27
Angoisse : 29
Anxiété voir Angoisse : 29
Aphonie : 29
Aphtes : 30
Appétit : 31
Artérite : 31
Arthérosclérose : 32
Arthrite : 33
   Péri arthrite de l'épaule : 34
   Polyarthrite : 34
Arthrose : 35
Arthrose du genou : 35
Arthrose de la hanche : 36
Arthrose du gros orteil : 37
   Hydarthrose : 37
Articulation voir Arhtrite : 33
Arthrose : 35
Asthénie : 38
Asthme : 39

B

Battements : 40
Besoins : 40
Blépharite voir Oeil : 129
Bouffées de chaleur : 43
Boule dans la gorge : 44
Bourdonnements d'oreilles : 45
Bronchite : 45
Brûlures : 46

C

Calcul voir Colique néphrétique : 62
   Lithiase urinaire : 118
   Vésicule biliaire : 189
Callosité : 48
Cataracte voir Oeil : 129
Cauchemars : 48
Cellulite : 49
Céphalée : 50
Cervicalgie : 54
Chagrin : 55
Chalazion voir Oeil : 130
Chaleur : 56
Cheveux (chute des) : 56
Choc : 57
Cholécystite voir Vésicule biliaire : 189
Cholestérol : 58
Cicatrices : 59
Colère : 59
Colibacillose : 60
Colique hépatique voir Vésicule biliaire : 189
Colique intestinale : 61
Colique néphrétique : 62
Colite spasmodique : 63
Colonne vertébrale voir Rachialgie : 148
Conjonctivite voir Oeil : 130
Constipation : 64

INDEX DES MALADIES

Contracture : 65
Convalescence : 66
Coqueluche : 67
Coryza : 68
Coryza spasmodique voir Rhume des foins : 157
Couperose : 69
Coupure : 69
Courbature : 70
Coxarthrose voir Arthrose de la hanche : 36
Crampe : 70
Crevasse : 71
Cystite : 72

D

Décalcification : 74
Déchirure musculaire : 74
Démangeaison voir Prurit : 143
Dents : 74
Dépression : 76
Dermatoses : 77
Diarrhées : 79
Dorsalgie : 80
Dyspepsie voir Estomac (maux d') : 87

E

Ecchymoses : 81
Eczéma : 81
Embarras gastrique voir Estomac (maux d') : 87
Emotivité voir Angoisse : 29
  Trac : 179
Engelures voir Gerçures : 98
Enrouement voir Aphonie : 29
  Laryngite : 116
Entérite voir Diarrhées : 79
  Constipation : 64
Entorses : 84
Enurésie : 85
Erythème fessier du nourrisson : 86
Erythème solaire : 86

Escarres : 87
Estomac (maux d') : 87
  Dyspepsie : 87
  Gastralgie : 88
  Gastrite : 89
  Ulcère de l'estomac : 90
Evanouissement voir Lipothymie : 118

F

Faiblesse voir Asthénie : 38
Faim voir Appétit : 28
Fatigue voir Asthénie : 38
Fétidité : 92
Fièvre : 92
Fissure : 93
Flatulence voir Aérophagie : 19
Foie : 94
Fracture : 95
Fragilité capillaire voir Ecchymose : 81
Frigidité voir Sexualité (trouble de la) : 168
Frilosité : 95
Furoncle voir Abcès : 15

G

Galactorrhée : 97
Genou (douleur du) : 97
Gerçure : 98
Gingivite : 98
Goutte (crise de) : 99
Grincement de dents : 101
Grippe (états grippaux) : 101
Grossesse : 103

H

Hanche (douleur de la) : 106
Hématome voir Ecchymose : 81
Hemorragies : 106
Hémorroïdes : 107
  Eczéma anal : 108
  Fissure anale : 108

INDEX DES MALADIES

Herpes : 108
Hoquet : 109
Hydarthrose voir Arthrose : 37
Hypertension artérielle : 109
Hypotension artérielle : 110

I

Impétigo : 111
Impuissance voir Sexualité (trouble de la) : 165
Incontinence d'urine voir Enurésie : 85
Indigestion voir Estomac (maux d') : 87
Insolation : 112
Insomnie : 112

J

Jambes (mal aux) : 114

K

Kératite voir Oeil : 132

L

Langue : 115
Larmoiement voir Oeil : 132
Laryngite : 116
Leucorrhées : 117
Lipothymie : 118
Lithiase biliaire voir Vésicule biliaire : 190
Lithiase urinaire : 118
Lumbago : 119

M

Mal de tête voir Céphalées : 50
Migraines : 122
Mal des transports : 120
Mémoire (troubles de la) : 120
Ménopause : 121
Migraines : 122
Muguet : 123

N

Nervosité : 125
Névralgies : 126
Nez bouché : 127

O

Obésité : 128
Oedème : 128
Oeil :
  Blépharite :129
  Cataracte : 129
  Chalazion : 130
  Conjonctivite : 130
  Kératite : 132
  Larmoiement : 132
  Orgelet : 133
  Paupières : 133
Oreille :
  Catarrhe tubaire : 134
Otite : 134
Ongle : 135
Opérations chirurgicales : 136
Oreillons : 138
Orgelet voir Oeil : 133
Ovaire (douleurs de l') : 139
Oxyurose : 139

P

Palpitations : 140
Panaris : 140
Parasitoses voir Oxyurose : 139
  Verminose : 187
Paupières voir Oeil : 133
Peurs : 141
Pharyngite : 141
Piqûres : 142
Pityriasis : 142
Pneumonie voir Bronchite : 45
Prostate : 143
Prurit : 143
Psoriasis : 144
Puberté : 145

209

Q

Quintes de toux voir Coqueluche : 67
Quincke (œdème de) : 147

R

Rachialgies : 148
Raideur articulaire : 149
Rectite : 149
Rectocolite : 150
Refroidissement : 150
Règles (trouble des) : 150
   Aménorrhée : 150
   Dysménorrhée : 152
   Hyperménorrhée : 153
   Ménnoragies : 153
   Règles douloureuses : 154
Rhino pharyngite : 155
Rhumatismes : 156
Rhume des foins : 157
Rougeole : 157
Rubéole : 158

S

Saignement de nez : 159
Salivation : 159
Scarlatine : 160
Sciatique et lombo-sciatique : 161
Séborrhée : 163
Sein : 163
   Mastite : 165
Sexualité (trouble de la) : 165
   Erection (trouble de l') : 165
   Excitation sexuelle féminine : 166
   Augmentation du désir sexuel : 167
   Diminution du désir sexuel : 167
   Frigidité : 168
Sinusite : 168
Sommeil voir Insomnie : 112
Somnambulisme : 170
Somnolence : 170
Spasme du sanglot : 171
Spasmophilie : 172

Stomatite : 173
Sueurs : 173
Surmenage : 174
Syncope voir Lipothymie : 118

T

Tachycardie voir Palpitations : 140
Talon (douleurs du) : 175
Tendinite : 175
Terreurs nocturnes : 176
Tétanie : 176
Torticolis : 177
Toux : 177
Trac : 178
Transports voir Mal des transports : 120
Transpiration voir Sueurs : 173
Traumatismes : 180
Tremblements : 181

U

Ulcère de l'estomac : 90
Urticaire : 182

V

Vaccin : 183
Vaginisme : 183
Vaginite : 184
Varices : 184
Varicosités : 185
Varicelle : 185
Ventre (maux de) : 186
Verrues : 186
Vers -Verminose : 187
Vertiges : 188
Vésicule biliaire : 189
   Cholecystite : 189
   Colique hépatique : 189
   Lithiase biliaire : 190
Vomissements : 192

Z

Zona : 193

INDEX DES MÉDICAMENTS

ABIES NIGRA : 19, 87.
ABROTANUM : 31.
ACETICUM ACIDUM : 26.
ACETONE : 17.
ACONITUM NAPELLUS (ACONIT) : 20, 21, 29, 56, 61, 68, 89, 92, 101, 116, 126, 131, 134, 136, 140, 155, 150, 177, 186.
ACTAEA RACEMOSA : 16, 51, 55, 65, 71, 80, 105, 118, 125, 136, 139, 141, 145, 148, 149, 153, 165, 177.
AESCULUS COMPOSE : 107.
AESCULUS HIPPOCASTANUM : 105, 107, 148, 149, 185.
AETHUSA CYNAPIUM : 192.
AGARICUS MUSCARIUS : 19, 37, 41, 145, 148, 166, 177.
AGAVE : 99.
AILANTHUS GLANDULOSA : 158, 161
ALETRIS FARINOSA : 117.
ALLIUM CEPA : 66, 68, 127, 132, 155, 157, 168.
ALLIUM SATIVUM : 19, 36, 106, 128.
ALOE : 20, 50, 53, 79, 107, 149.
ALUMINA : 49, 51, 64, 117, 183.
AMBRA GRISEA : 55, 76, 112, 140, 141.
AMMONIUM BENZOICUM : 100.
AMMONIUM CARBONICUM : 27, 40, 128.
AMMONIUM MURIATICUM : 119, 161, 175.
AMYLIUM NITROSUM : 43, 44.
ANACARDIUM ORIENTALE : 41, 59, 87, 120, 128.
ANAGALLIS ARVENSIS : 83, 193.
ANANTHERUM : 135.
ANGUSTURA VERA : 65, 97.
ANTIMONIUM CRUDUM : 31, 48, 51, 71, 78, 79, 93, 98, 111, 115, 128, 135, 151, 186, 192.
ANTIMONIUM TARTARICUM : 40, 138, 178, 186.
APIS MELLIFICA : 15, 24, 28, 34, 37, 46, 56, 77, 92, 98, 99, 117, 128, 131, 133, 141, 142, 144, 147, 156, 160, 164, 182.
APOMORPHINUM MURIATICUM : 103.
ARANEA DIADEMA : 175.
ARGENTUM ALBUM : 79.
ARGENTUM METALLICUM : 116.
ARGENTUM NITRICUM : 19, 21, 41, 53, 79, 89, 90, 131, 132, 141, 166, 180, 181.
ARNICA MONTANA : 15, 16, 17, 22, 29, 30, 49, 57, 58, 69, 70, 74, 75, 76, 81, 85, 86, 93, 95, 103, 132, 136, 137, 138, 141, 152, 159, 162, 174, 175, 180, 181.
ARSENICUM ALBUM : 15, 25, 29, 32, 69, 76, 78, 83, 85, 89, 93, 96, 133, 135, 142, 144, 182, 192, 193, 194.
ARSENICUM IODATUM : 26, 78, 144, 188.
ARTEMISIA : 170.
ARUM TRIPHYLLUM : 30, 93, 98, 111, 155, 160.
ASA FOETIDA : 20, 22, 44.
ASTERIAS RUBENS : 146, 164.
AURUM METALLICUM : 31, 35, 41, 43, 45, 51, 57, 76, 109, 155, 169.
AURUM MURIATICUM : 17, 42.
AVENA SATIVA : 66.
AVOINE : 22, 25, 31.
AXE HYPOTHALAMO-HYPOPHYSAIRE : 151.
BADIAGA : 49.
BARYTA CARBONICA: 33, 45, 110, 120, 171, 181, 188.

211

INDEX DES MÉDICAMENTS

BELLADONNA : 15, 17, 27, 33, 41, 51, 56, 61, 62, 67, 68, 77, 86, 92, 98, 102, 106, 109, 116, 125, 126, 131, 134, 138, 141, 146, 150, 155, 157, 158, 160, 164, 178, 186, 189, 190.
BELLIS PERENNIS : 16, 57, 81, 103, 104, 181.
BENZOICUM ACIDUM : 73, 100, 118.
BERBERIS VULGARIS : 62, 78, 83, 118, 145, 183, 184, 189, 191.
BETULA PUBESCENS : 39.
BISMUTHUM : 89, 90, 115.
BLE : 22, 25, 31.
BORAX : 22, 30, 77, 109, 117, 124, 134, 160, 173, 188.
BOTHROPS LANCEOLATUS : 138.
BOVISTA : 83, 155.
BRANCA URSINA : 163.
BROMIUM : 18.
BRUCEA : 65, 71.
BRYONIA ALBA : 33, 34, 35, 37, 45, 51, 59, 64, 93, 99, 102, 126, 127, 146, 149, 150, 156, 161, 163, 177, 178, 188, 189, 190, 191, 192.
BULBINUM : 113.
CACTUS GRANDIFLORUS : 44, 106.
CAESIUM : 55.
CALADIUM : 165, 167.
CALCAIRE DE VERSAILLES : 35.
CALCAREA CARBONICA : 20, 23, 62, 74, 75, 97, 111, 113, 128, 173, 183, 184, 187.
CALCAREA FLUORICA : 33, 84, 137, 184, 185.
CALCAREA MURIATICA : 18.
CALCAREA PHOSPHORICA : 26, 27, 66, 74, 75, 95, 145, 180.
CALENDULA : 30, 46, 69, 76, 81, 87, 111, 124, 140.
CAMPHORA : 68, 102.
CANTHARIS : 28, 38, 46, 72, 77, 86, 109, 142, 166, 167, 173, 185.
CAPSICUM : 28, 72, 89, 105, 135.

CAPSICUM ANNUUM : 149.
CARBO ANIMALIS : 69.
CARBO VEGETABILIS : 19, 32, 50, 67, 87, 98, 140.
CARBONICUM ACIDUM : 89.
CARDUUS MARIANUS : 94, 191.
CARPINUS BETULUS : 39.
CARTILAGO : 35.
CASTOR EQUI : 22, 72.
CASTOREUM : 153.
CAULOPHYLLUM : 16, 17, 105, 152.
CAUSTICUM : 34, 35, 36, 42, 59, 85, 114, 116, 130, 135, 138, 141, 149, 161, 172, 175, 181, 187.
CEDRON : 54, 126.
CENCHRIS CONTORTRIX : 48.
CEREUS SERPENTINUS : 60.
CHAMOMILLA : 21, 22, 60, 61, 75, 76, 79, 86, 89, 101, 113, 125, 135, 152, 160, 171, 190, 191, 192.
CHEIRANTHUS CHEIRI: 75.
CHELIDONIUM COMPOSE : 31, 82, 123.
CHELIDONIUM MAJUS : 49, 52, 80, 94, 108, 115, 175, 189, 190, 191.
CHELONE GLABRA : 95.
CHIMAPHILA UMBELLATA : 73, 118, 143.
CHINA : 16, 20, 26, 38, 45, 49, 61, 74, 79, 106, 110, 137, 138, 146, 153, 159, 180, 188, 190, 192.
CHIONANTHUS : 95.
CHLORALUM : 85.
CHOLESTERINUM : 33, 58.
CHRYSAROBINUM : 142, 144.
CICUTA VIROSA : 176.
CIMEX : 60, 66.
CIMICIFUGA : 32.
CINA : 31, 85, 101, 176, 179, 186, 187.
CINNABARIS : 169.
CINNAMOMUM : 66.
CISTUS CANADENSIS : 164, 165.
COCA : 25, 140.

INDEX DES MÉDICAMENTS

COCCULUS INDICUS : 103, 120, 121, 152, 172, 176.
COCCUS CACTI : 67, 179.
COCHLEARIA : 88.
COFFEA : 50, 76, 101, 113, 118, 155.
COLCHICUM : 33, 99, 121, 156.
COLIBACILLINUM : 60, 105.
COLLINSONIA : 64, 104, 107.
COLOCYNTHIS : 36, 59, 61, 62, 71, 88, 125, 137, 152, 161, 186, 189, 190, 191.
COMOCLADIA : 164.
CONDURANGO : 93, 98.
CONIUM MACULATUM : 130, 132, 143, 167, 167, 181, 188.
COPAIVA : 184.
CORALLIUM RUBRUM : 67, 169, 178.
CRATAEGUS OXYACANTHA : 32.
CROCUS SATIVUS : 153.
CROTALUS : 159.
CROTON TIGLIUM : 22, 77, 144, 193.
CUBEBA : 184.
CUPRESSUS AUSTRALIS : 134.
CUPRUM : 16, 20, 32, 61, 70, 88, 176, 186.
CUPRUM ARSENICOSUM : 18.
CUPRUM METALLICUM : 109, 155, 178.
CYCLAMEN : 52, 122, 153, 155, 175.
CYPRIPEDIUM : 113.
DAPHNE INDICA : 92.
DIAPHRAGME : 39.
DIOSCOREA : 61, 62, 88, 161, 186, 190, 191.
DOLICHOS PRURIENS : 143.
DORYPHORA : 50, 129.
DROSERA : 67, 178, 183.
DULCAMARA : 61, 96, 102, 142, 144, 150, 151, 156, 177, 187.
ECHINACEA : 140.
ELAPS : 106.
EQUISETUM : 42, 62, 73.
ERIGERON : 106, 154.

ERYNGIUM AQUATICUM : 73.
ESCHSCOLTZIA : 113.
ETHYLICUM : 21.
EUGENIA JAMBOSA : 19, 69, 154.
EUPATORIUM PERFOLIATUM : 93, 102.
EUPHORBIA LATHYRIS : 128.
EUPHORBIA RESINIFERA : 36.
EUPHRASIA : 68, 127, 131, 132, 157, 158.
FAGOPYRUM : 144.
FERRUM METALLICUM : 53, 110.
FERRUM PHOSPHORICUM : 27, 43, 93, 135, 151, 155, 157, 159.
FERRUM PICRICUM : 143.
FLUORIC ACIDUM : 40, 59, 74.
FOIE : 123.
FOLLICULINUM : 154, 164, 165.
FORMICA RUFA : 100.
FRAGARIA : 24.
FRANCISCEA : 66.
FUMARIA : 82, 111.
GELSEMIUM : 16, 21, 25, 29, 54, 58, 76, 79, 86, 93, 102, 110, 120, 136, 140, 141, 150, 152, 166, 168, 172, 174, 179, 181.
GINGKO BILOBA : 71.
GLAUCONIE : 25, 39, 113.
GLONOINE : 44, 51, 86, 112, 121, 188.
GNAPHALLIUM : 119, 127, 162.
GOSSYPIUM : 139, 151.
GRANATUM : 105, 159.
GRAPHITES : 19, 30, 48, 59, 64, 78, 82, 83, 94, 108, 111, 128, 129, 130, 133, 135, 137, 163, 168.
GUAIACUM : 100, 156, 175, 177.
GUARANA : 131.
HAMAMELIS VIRGINIANA : 74, 81, 104, 106, 114, 180, 185.
HARPAGOPHYTUM : 35.
HEDEOMA : 176.
HEKLA LAVA : 37.
HELIANTHUS : 97.

213

INDEX DES MÉDICAMENTS

HELONIAS : 17, 104, 105, 117, 165.
HELLEBORUS : 171.
HEMATITE : 27.
HEPAR SULFUR : 15, 78, 99, 117, 131, 133, 169, 178.
HEPATINE : 27.
HIPPURICUM ACIDUM : 141.
HISTAMINUM : 24, 39, 154, 157, 182.
HOMEODOSE : 18, 185, 186.
HURA BRASILIENSIS : 149.
HYDRANGEA ARBORESCENS: 143.
HYDRASTIS : 42, 64, 117, 134, 155.
HYDRASTIS CANADENSIS : 141, 169, 191.
HYDRASTIS COMPOSE : 31, 82, 123.
HYDROCOTYLE : 78, 144.
HYDROPHOBINUM : 42.
HYOSCYAMUS NIGER : 21, 41, 44, 109, 125, 141, 176, 181.
HYPERICUM PERFORATUM : 57, 70, 76, 81, 84, 95, 119, 127, 137, 142, 162, 181, 193.
IGNATIA : 18, 20, 25, 29, 40, 44, 55, 64, 76, 88, 103, 109, 118, 120, 125, 136, 140, 168, 171, 172, 176, 179, 183.
ILEX PARAGUAYENSIS : 171.
INDOL : 170.
INFLUENZINUM : 27, 101.
IODUM : 26.
IPECA : 18, 45, 87, 103, 106, 132, 150, 153, 159, 179, 192.
IRIDIUM : 36.
IRIS TENAX : 137.
IRIS VERSICOLOR : 52, 87, 90, 106, 123, 160.
JABORANDI : 43, 105, 138, 159, 173.
JALAPA : 37, 113.
JUGLANS CINEREA : 52.
JUGLANS REBIA : 53.
KALIUM ARSENICOSUM : 142.
KALIUM BICHROMICUM : 29, 43, 46, 52, 90, 123, 124, 132, 155, 169.
KALIUM BROMATUM : 19, 48, 68, 69, 90, 145, 168, 170, 174, 176.
KALIUM CARBONICUM : 20, 80, 98, 104, 119, 148.
KALIUM IODATUM : 38, 68, 114, 169.
KALIUM MURIATICUM : 28, 49, 115, 134, 141, 144.
KALIUM PHOSPHORICUM : 26, 27, 38, 45, 53, 56, 66, 76, 110, 112, 121, 170, 174.
KALMIA LATIFOLIA : 156, 194.
KREOSOTUM : 75, 85, 99, 117, 184.
LAC CANINUM : 23, 33, 49, 97, 119, 164, 165.
LAC DEFLORATUM : 52.
LACERTA : 160.
LACHESIS MUTUS : 21, 28, 44, 52, 57, 76, 81, 106, 107, 110, 113, 118, 121, 139, 151, 155, 161.
LACHNANTES : 177.
LACTUCA : 89, 97.
LANOLINE : 165.
LEDUM PALUSTRE : 37, 57, 84, 100, 131, 142, 181.
LEPIDOLITE : 179.
LEPTANDRA : 95, 191.
LILIUM TIGRINUM : 17, 44, 121, 167.
LINARIA : 170.
LITHIUM CARBONICUM : 100.
LUESINUM : 40, 141, 159.
LYCOPODIUM : 18, 28, 41, 42, 58, 60, 62, 63, 64, 86, 88, 107, 120, 145, 166, 175, 187.
LYCOPUS VIRGINICUS : 140.
MAGNESIA CARBONICA : 30, 75.
MAGNESIA MURIATICA : 65.
MAGNESIA PHOSPHORICA : 62, 63, 71, 89, 126, 127, 146, 152, 162, 177.
MANDRAGORA : 35.
MANGANUM : 116, 149, 151.
MEDORRHINUM : 80, 86, 156, 175.
MEDULOSS : 35.
MEDUSA : 129.
MENYANTHES : 123.

INDEX DES MÉDICAMENTS

MEPHITIS PUTORIUS : 67, 178.
MERCURIUS : 33.
MERCURIUS BI ODATUS : 28.
MERCURIUS CORROSIVUS : 30, 42, 72, 132, 150, 173.
MERCURIUS CYANATUS : 28, 154.
MERCURIUS DULCIS : 134.
MERCURIUS PROTOIODATUS : 28.
MERCURIUS SOLUBILIS : 27, 30, 69, 76, 79, 97, 99, 117, 131, 133, 138, 154, 159, 161, 169, 173, 184, 189.
MEZEREUM : 74, 77, 78, 82, 109, 111, 169, 186, 193, 194.
MILLEFOLIUM : 104, 107, 153.
MIMOSA : 36.
MORBILLINUM : 157.
MOSCHUS : 118, 167.
MUCOR MUCEDO
MUREX PURPUREA : 122, 139, 164, 167.
MURIATICUM ACIDUM : 107.
MYGALE : 101.
MYRISTICA SEBIFERA : 86, 140.
NAPHTALINUM : 130, 157.
NATRO NATUM : 17.
NATRUM CARBONICUM : 84, 112.
NATRUM IODATUM : 33.
NATRUM MURIATICUM : 18, 23, 26, 27, 48, 53, 56, 74, 76, 85, 109, 110, 115, 130, 141, 148, 151, 155, 157, 163, 172, 176, 183.
NATRUM SULFURICUM : 17, 34, 35, 78, 79, 106, 115, 156.
NICCOLUM : 55, 123.
NITRICUM ACIDUM : 71, 78, 83, 92, 94, 108, 150, 187.
NUX MOSHATA : 170.
NUX VOMICA : 18, 19, 21, 41, 42, 50, 51, 52, 58, 60, 62, 65, 68, 71, 79, 88, 107, 109, 112, 115, 125, 127, 140, 157, 162, 171, 174, 188, 190, 192.
NYCKTERINIA : 113.
OCIMUM CANUM : 63.

OLEA EUROPAEA : 32.
OLEANDER : 31.
ONOSMODIUM : 166, 168.
OPIUM : 58, 64, 86, 110, 112, 136, 137, 152, 171.
ORGE : 22, 25, 31.
ORIGANUM : 166, 167.
OVARINUM : 151.
OVI GALLINAE PELLICULA : 139.
OXALICUM ACIDUM : 42, 49, 119.
PAEONIA : 94, 107, 108.
PALLADIUM : 42, 139, 155.
PAREIRA BRAVA : 63, 73, 119, 143.
PARIS QUADRIFOLIA : 54.
PASSIFLORA : 113.
PAULLINIA SORBILIS : 21, 50.
PEAU : 87.
PERTUSSINUM : 67.
PETROLEUM : 22, 71, 78, 82, 83, 94, 98, 133, 144.
PETROSELINUM : 143.
PHELLANDRIUM : 97, 146.
PHENOBARBITAL : 144.
PHOSPHORICUM ACIDUM : 23, 27, 38, 45, 53, 56, 66, 76, 79, 124.
PHOSPHORUS : 15, 16, 27, 43, 44, 45, 54, 80, 90, 99, 110, 116, 130, 138, 141, 150, 153, 156, 159, 167, 178.
PHYTOLACCA : 22, 28, 30, 72, 101, 138, 141, 146, 164, 165, 175.
PICRIC ACIDUM : 166, 168, 174.
PIMPINELLA : 119.
PINUS MONTANA : 35.
PIPER NIGRUM : 97.
PIX LIQUIDA : 71.
PLANTAGO : 75, 76, 171.
PLATINA : 42, 52, 65, 139, 145, 167, 168.
PLUMBUM : 31, 62, 162.
PODOPHYLLUM : 75, 79, 101, 115, 190, 191.
POLLEN : 157.
POPULUS CANDICANS : 30.

215

POPULUS NIGRUM : 30, 32.
POPULUS TREMULA : 73.
POUMON HISTAMINE : 24, 157.
PRIMULA OBCONICA : 83.
PRIONURUS : 159.
PRUNUS SPINOSA : 193, 194.
PSORINUM : 42, 54, 92, 96.
PULEX : 60.
PULMINE : 39.
PULSATILLA : 16, 23, 50, 69, 85, 87, 97, 112, 115, 117, 118, 129, 130, 131, 132, 133, 145, 151, 152, 155, 157, 158, 179, 183, 184, 185, 192.
PYROGENIUM : 15, 16, 46, 75, 87, 137.
QUERCUS PEDONCULATA : 39.
RADIUM BROMATUM : 48, 55.
RANA BUFO : 82, 166.
RANUNCULUS BULBOSUS : 77, 83, 109, 126, 193.
RANUNCULUS SCELERATUS : 116.
RAPHANUS : 137, 163.
RATANHIA : 72, 107, 108.
RAUWOLFIA : 36, 37.
RAUWOLFIA SERPENTINA : 106.
RHODIUM : 55.
RHODODENDRON : 34, 55, 126, 156.
RHODONITE : 39.
RHUS TOXICODENDRON : 20, 22, 34, 35, 47, 55, 70, 74, 77, 80, 82, 93, 102, 109, 114, 116, 126, 148, 149, 156, 162, 174, 175, 177, 180, 185, 193.
RHUS VERNIX : 77, 83.
RIBES NIGRUM : 32, 35, 39.
RICINUS : 22, 189, 190, 191.
ROBINIA : 90, 91.
ROSA CANINA : 39.
RUMEX CRISPUS : 178.
RUTA GRAVEOLENS : 37, 84, 95, 98, 148, 162, 175, 180, 181.
SABADILLA : 132, 157.
SABAL SERRULATA : 143.
SABINA : 33, 153, 154, 184, 187.

SALICYLICUM ACIDUM : 33.
SAMBUCUS NIGRA : 117, 127, 178.
SANGUINARIA : 34, 44, 54, 69, 121, 123.
SANICULA : 41, 163.
SAPONARIA : 82, 111, 144.
SARCOLACTIC ACID : 66, 70, 102.
SARSAPARILLA : 63, 72, 73, 119.
SCOLOPENDRA : 119, 162.
SCROFULARIA NODOSA : 165.
SCUTELLARIA : 66.
SECALE CORNUTUM : 17, 23, 32, 130, 153, 154.
SELENIUM : 18, 57, 83, 113, 116, 163, 165, 168.
SENECIO : 151, 159.
SENEGA : 46, 116.
SENNA : 17.
SEPIA : 16, 17, 44, 52, 58, 65, 78, 80, 85, 103, 104, 105, 107, 115, 117, 118, 122, 144, 149, 151, 155, 168, 172, 177.
SEROTONINE : 123.
SERUM ANTICOLIBACILLAIRE : 60.
SERUM DE YERSIN : 101.
SERUM EQUI : 129, 147.
SEVE DE BOULEAU : 156.
SIEGESBECKIA : 70.
SILICA MARITIMA : 25.
SILICEA : 15, 26, 38, 46, 54, 59, 65, 67, 74, 75, 96, 135, 170, 173, 183, 187.
SOLIDAGO : 63, 94, 191.
SPIGELIA : 54, 123.
SPIGELIA ANTHELMIA : 140.
SPIRITUS QUERCUS GLANDIUM : 21.
SPONGIA : 116, 158.
SPONGIA TOSTA : 178.
SQUILLA MARITIMA : 132.
STANNUM : 178.
STAPHYLOCOCCINUM : 96, 193.
STAPHYSAGRIA : 30, 41, 60, 70, 73, 75, 86, 112, 129, 130, 133, 137, 142, 144, 145, 166, 167, 183.

STICTA PULMONARIA : 37, 38, 68, 102, 127, 178.
STRAMONIUM : 21, 101, 125, 141, 176.
STREPTOCOCCINUM : 161.
STRONTIUM CARBONICUM : 58, 136.
STRYCHNINUM : 66, 71, 176.
SULFUR : 20, 31, 58, 82, 110, 113, 121, 122, 173, 186, 187.
SULFUR IODATUM : 110, 186
SULFURICUM ACIDUM : 21, 30, 90.
SURRENALES : 35, 39.
SYMPHORICARPUS : 103, 192.
SYMPHYTUM : 25, 57, 84, 95, 122, 180, 181.
TABACUM : 120, 188.
TARAXACUM : 88, 94, 115, 191.
TARENTULA CUBENSIS : 142.
TARENTULA HISPANA : 41, 171.
TELLURIUM : 36, 119, 133, 162.
TEREBENTHINA : 20, 73.
TEUCRIUM MARUM VERUM : 108, 135, 15.
THALLIUM ACETICUM : 57.
THEA : 50.
THLASPI BURSA PASTORIS : 153.
THUYA : 17, 49, 74, 112, 117, 135, 143, 156, 163, 183, 186, 187.
TILIA TOMENTOSA : 113.
TISSU CAPILLAIRE : 185.
TOURMALINE LITHIQUE : 179.
TRIFOLIUM PRATENSE : 138.
TRIFOLIUM REPENS : 160.
TRILLIUM PENDULLUM : 104, 152.
TUBERCULINUM : 40, 141, 156.
TUBERCULINUM AVIAIRE : 40, 183.
URTICA URENS : 23, 34, 46, 77, 129, 143, 147, 182.
USTILAGO : 153, 154.
UVA URSI : 73.
V. A. B. : 183.
VACCINOTOXINUM : 109, 193.
VAISSEAUX LYMPHATIQUES : 185.

VALERIANA : 118, 125.
VASELINE : 165.
VEINE : 185.
VERATRUM ALBUM : 42, 141, 192.
VESICULE BILIAIRE : 123.
VESPA CARBRO : 129.
VIBURNUM OPULUS : 17, 153.
VIOLA TRICOLOR : 82, 111.
VIPERA : 185.
VITIS VINIFERA : 35.
XANTHOXYLUM : 119, 139.
ZEA ITALICA : 82.
ZINCUM METALLICUM : 114.
ZINCUM PHOSPHORICUM : 194.
ZONE PILO SEBACEE : 57.

TABLE DES MATIERES

Le guide homéopathique de votre santé 5

Comment utiliser l'homéoguide 5

L'homéopathie, l'autre manière de se soigner 6

L'homéopathie, médecine d'aujourd'hui 8

Le médecin homéopathe et la consultation homéopathique 9

Les constitutions 9

Les médicaments homéopathiques 11

L'homéopathie en questions 13

213 maladies et leurs traitements homéopathiques 15

Les 15 principaux médicaments et leurs indications 195

Votre carnet de santé homéopathique 198

Votre pharmacie homéopathique 205

Index des maladies 207

Index des médicaments cités 211

ACHEVÉ D'IMPRIMER
SUR LES PRESSES DE
L'IMPRIMERIE HÉRISSEY
À ÉVREUX (EURE)

Dépôt légal : 19951 février 2002
N° d'imprimeur : 91741
ISBN 2-01-236586-8
23.40.6586-02/4